ERWIN NYIREGYHÁZI

PSYCHOLOGISCHE ANALYSE EINES MUSIKALISCH HER-VORRAGENDEN KINDES

VON

DR. GÉZA RÉVÉSZ
PRIVATDOZENT AN DER UNIVERSITÄT BUDAPEST

MIT NOTENBEILAGEN UND 4 FIGUREN IM TEXT

LEIPZIG · VERLAG VON VEIT & COMP. · 1916

Druck von Metzger & Wittig in Leipzig.

Meiner Magda

Vorwort.

Das Kind, welches der Gegenstand der nachfolgenden Studie ist, hat es verdient, wie sich zeigen soll, in mannigfachem Betracht eingehend untersucht zu werden. Das Kind ist Künstlermensch, aber auch rein menschlich hochbegabt. Ein solches als Objekt sorgfältiger Beobachtung verspricht reichliche Ausbeute für die Erforschung der Kinderseele und ihrer Entwicklung, aber auch zugleich Einblicke in das Wesen künstlerischer Begabung und in die Bedingungen künstlerischen Werdeganges, zu denen sich so selten Gelegenheit bietet.

Es fehlt ja nicht an Nachrichten über die Jugend vieler Künstler, wie sie die Sucht, Anekdoten zu erzählen, Absonderlichkeiten aufzuzeichnen, eventuell zu erfinden, zusammengetragen hat; auch sind Werke genug aus der Jugend berühmter Männer auf uns gekommen. Aber wenn diese Überlieferungen auch besser beglaubigt wären, als sie es in der Regel sind: sie können sich schon wegen ihrer Lückenhaftigkeit und Zusammenhanglosigkeit nicht mit der sorgfältigen, auf alle wesentlichen Erscheinungen achtenden Beobachtung einer einzigen künstlerischen Persönlichkeit messen.

Ebenso verhält es sich mit den Werken aus der Frühzeit der künstlerischen Begabung. Auch hier läßt der lückenlose Zusammenhang der künstlerischen Erzeugnisse, wie er sich uns beim stetigen Beobachten der Schaffenstätigkeit eröffnet, Einsicht in die künstlerische Entwicklung gewinnen, die nicht nur für die Erforschung der betreffenden Persönlichkeit, sondern auch zur Gewinnung allgemeiner Prinzipien des künstlerischen Schaffens von Bedeutung ist.

Ich war mir des seltenen Glücksfalls, eine solche Gelegenheit zu finden, wohl bewußt, als ich es unternahm, meinen kleinen Freund Erwin, der nun ja nicht bloß Objekt der Forschung war, von seiner zartesten Kindheit an zu beobachten, seine intellektuellen und künstlerischen Fähigkeiten zu studieren und diese Studien und Erfahrungen zu einem Gesamtbilde zu vereinigen, dem meine Zuneigung und mein Interesse Farbe und Ton gegeben haben.

Ich bin der Ansicht, daß die systematische Untersuchung eines hoch veranlagten Kindes uns das Verständnis einer Anzahl einzelner Erscheinungen und Begebenheiten eröffnen wird, die uns bei der kindlichen und jugendlichen Entwicklung vieler Künstler entgegentreten. Rätselhaft so lange isoliert, erhalten sie, indem sie dem Ganzen eingefügt werden, den Charakter innerer Notwendigkeit. Ob ein solches Ergebnis erreicht wird, hängt einmal von der Methodik und dem Umfang der Forschung, andererseits aber auch von der Bedingung ab, daß der Forscher den Anschauungen, die seinen Geist erfüllen, bis zu einem gewissen Grade entsagen könne. Jedem Forscher muß der Gedanke stets gegenwärtig bleiben, daß die fremde Seele, mit der er sich beschäftigt, von der seinigen verschieden ist, daß seine Kenntnisse der fremden Seele bei der größten Ausdehnung doch immer beschränkt sein müssen; ferner muß ihm klar sein, daß seine eigenen Erfahrungen meist lückenhaft, immer auf die Beobachtung seiner eigenen seelischen Zustände gegründet sind, das Material aber, das ihm zu Gebote steht, vorläufig nur aus Fragmenten besteht, die von ungeeignetem Standpunkt betrachtet kein rechtes Bild geben, und erst später, wenn sie in die richtige Verbindung gebracht werden, die bei all ihrer bunten Mannigfaltigkeit doch einheitliche Persönlichkeit, die innere Künstlernatur klar und scharf hervortreten lassen. —

Ich lasse nun meine Erforschungen über das begabte Kind folgen. Vielleicht ist es mir gelungen, aus den vielen Beobachtungen jene wesentlichsten auszusondern, die aus sich selbst das Bild des kleinen Erwin entstehen lassen, und einiges Licht über das Rätsel des Werdens verbreiten. Im Zusammenhang hiermit behandle ich manche Probleme, die mit meinem besonderen Gegenstand in innerer Beziehung stehen. Und endlich lasse ich eine kleine Auslese von Erwins Kompositionen mit der Absicht veröffentlichen, daß musikalische Leser Erwins schöpferischen Werdegang an seinen eigenen Schöpfungen betrachten können. Vielleicht wird so Musik und Wort das erreichen, was durch Wort ohne Musik und durch Musik ohne Wort nicht zu erreichen ist. Doch mögen sich der Musik Fernstehende nicht abschrecken lassen; hat auch die Arbeit Musikalisches zum Gegenstand, so werden doch auch sie aus ihrem Inhalt manche allgemeine psychologische Anregung schöpfen können.

Budapest, im Juni 1914.

Der Verfasser.

Das Erscheinen des Buches hat sich wegen der großen welthistorischen Ereignisse verzögert. Ob nun gleich die vorliegende Studie, da sie die Beschreibung Erwins tatsächlicher Entwicklung und seines Wesens in einem bestimmten Abschnitt seines Lebens enthält, durch seinen weiteren Fortgang, durch seine Entfernung von der Kindheit, an rein gegenständlichem Interesse nichts einbüßt, so wollte ich sie doch nicht länger zurückbehalten, da ich mit ihrer Veröffentlichung auch den Zweck verfolge, die Aufmerksamkeit derer, die wissenschaftlich an dem Knaben interessiert sein müssen, möglichst früh auf ihn zu lenken, und das zu einer Zeit, wo seine Gegenwart mit dem, was hier mitgeteilt wird, noch nicht alle Kontinuität verloren hat.

Februar 1916.

Der Verfasser.

Inhalt.

1. Einleitung.

Die moderne Psychologie hat ihr ursprüngliches Arbeitsprogramm längst überschritten, sie ist aus dem Rahmen der Fechnerschen Absichten und Hoffnungen herausgewachsen. Die Wege der Forschung sind mannigfaltiger geworden, neue Gebiete sind erschlossen worden, und Probleme, die der exakten Forschung unzugänglich erschienen, hat sie in ihr Arbeitsfeld einbezogen. Die Gestalten und Vorgänge des Seelenlebens werden immer genauer erkundet, und auch an die exakte Erforschung komplizierter seelischer Gebilde wagt man sich bereits heran. Auch begnügt man sich nicht mehr mit der Aufstellung allgemeiner Gesetze; man verfolgt bereits die Persönlichkeit in ihrer individuellen Veranlagung und Entwicklung. Da nun die Veranlagung für die Entwicklung eines Menschen von fundamentaler Bedeutung ist, so wird man zu solchen Untersuchungen in erster Reihe Persönlichkeiten heranziehen, die in geistiger oder künstlerischer Hinsicht schon in ihrer Jugend eine außergewöhnliche Begabung aufweisen.

Eine solche Persönlichkeit, die mir in musikalisch-künstlerischer Beziehung von hohem Interesse erschien, habe ich in einem wundersamen Kinde kennen gelernt, dessen Seelenleben ich genauer zu studieren suchte.

Schon bei der ersten Begegnung mit diesem merkwürdigen Kinde gewann ich den Eindruck, daß es sich hier um einen ganz besonders interessanten Fall handelt, so daß ich die Gelegenheit benutzte, die sich einem Psychologen nur selten bietet, einmal ein „Wunderkind“ systematisch zu beobachten.

Ein solches Studium mag einerseits Aufklärung über gewisse Erscheinungen, Beziehungen und Gesetzmäßigkeiten geben, die das künstlerische Schaffen charakterisieren, andererseits zu bestimmten Anschauungen über den Entwicklungsgang des künstlerischen Talentes führen. Die Einblicke, die sich bei einer solchen Untersuchung eröffnen, lassen sich für eine Erforschung der allgemeinsten Fragen über künstlerische Begabung und künstlerische Produktion verwerten. Ferner wird uns eine solche Arbeit darüber belehren, welche Rolle die in den letzten Wurzeln noch nicht bekannte Anlage und Vererbung bei der geistigen und künstlerischen Leistungsfähigkeit des Menschen spielen mögen.

Ich habe dieses Kind von seltener Begabung mit Hilfe der zu Gebote stehenden Methoden untersucht, indem ich seine geistigen Fähigkeiten und Fertigkeiten, und im Zusammenhang damit die Einflüsse, die für die Entwicklung des musikalisch begabten Kindes maßgebend waren, festzustellen suchte.

Wenn man mit der Zeit Fälle, wie den vorliegenden, möglichst allseitig untersucht haben wird, so wird man die einzelnen Persönlichkeiten hinsichtlich ihrer Fähigkeiten, ihrer Entwicklung usw. miteinander vergleichen können und so allmählich manches von den Geschehnissen in dem komplizierten Werdegang des Künstlers in deutlicheren Umrissen erkennen.

Mit der vorliegenden Arbeit habe ich, soweit mir bekannt, den Anfang gemacht, ein ausgeprägtes Talent, oder gar einen genial veranlagten Menschen in seiner interessantesten und lehrreichsten Entwicklungsperiode zu erforschen, die Entfaltung einer hohen Begabung nahezu von den frühesten Anfängen bis zur Blüte zu verfolgen. Trotz der Schwierigkeiten, die in einem Gebiete notwendig erwachsen, wo bisher niemals unter einheitlichem Gesichtspunkte gearbeitet wurde, hege ich die Hoffnung, daß der Weg der Forschung, den ich bei der Lösung der einzelnen Fragen und bei der Prüfung der verschiedenen geistigen und künstlerischen Eigenschaften eingeschlagen habe, ferner die mannigfachen Gesichtspunkte, unter denen ich die Persönlichkeit bei ihrer Beurteilung und Würdigung betrachten konnte, zu ähnlichen Untersuchungen Anregung geben werden.

Das Kind, das ich untersucht habe, ist der kleine Erwin Nyiregyházi, ein Kind von großem kompositorischen Talente und von hervorragender reproduktiver Fähigkeit.[1] Er ist vom Schlage des jungen Mozart. Seine früh erwachende schöpferische Begabung, seine frühe Entwicklung überhaupt, die rege und leichte Produktion, das rasche Tempo seiner künstlerischen Entwicklung, sein bedeutendes instrumentaltechnisches Talent, seine große Liebe zur Kunst, ferner seine übernormale Intelligenz, sein Witz und seine Lebensfreude, seine Zärtlichkeit und den Eltern erwiesene Verehrung, seine Anhänglichkeit zu den Lehrern, das alles sind Eigenschaften, die unzertrennlich mit dem Bilde des jungen Mozart verwoben sind.

Schon im Frühjahr 1910 habe ich mich mit Erwin beschäftigt, und schon in demselben Jahre wollte ich die Resultate meiner Untersuchungen veröffentlichen. Außer einer kurzen Mitteilung, die ich im April 1910 in Innsbruck auf dem Kongreß für experimentelle Psychologie vorgelegt habe[2], kam ich aber nicht dazu, die Ergebnisse meiner Forschung zu veröffentlichen, da ich mich in den letzten Jahren mit ganz anderen Fragen beschäftigte. Mein Interesse für das Kind blieb aber in dieser Zeit rege, und ich verfolgte die weitere Entwicklung mit Aufmerksamkeit, da sich in den letzten drei Jahren die musikalischen Fähigkeiten so überaus reich entfalteten, und besonders die kompositorische Begabung einen solchen Aufschwung nahm, daß wir nunmehr festbegründete Hoffnung haben, Erwin zu einem hervorragenden Künstler emporwachsen zu sehen. Der Verzögerung meiner Publikation danke ich es, daß ich nun auch noch eine Reihe weiterer Mitteilungen hinzufügen kann, die

---

[1] Auf das Kind wurde ich durch Kollegen Herrn Dr. P. Ranschburg aufmerksam gemacht.

[2] G. Révész, Über die hervorragenden akustischen Eigenschaften und musikalischen Fähigkeiten des siebenjährigen Komponisten Erwin Nyiregyházi. Bericht über den IV. Kongreß für experim. Psychologie, 1910. S. 224 u.ff.

die künstlerische Entwicklung des Kindes in den letzten drei Jahren betreffen.

Ich werde nun zuerst die Lebensgeschichte des kleinen Erwin kurz schildern, da die Wirkung des elterlichen Hauses und der Lebensverhältnisse auf das Kind mir nicht unbedeutend zu sein scheinen.

---

2. Lebensgeschichte.

Erwin, der am 19. Januar 1903 in Budapest geboren ist, entstammt einer bürgerlichen Familie. Sein Vater wie sein väterlicher Großvater waren Tenoristen im Chor der Königlichen Oper zu Budapest; die Familie ist also schon seit zwei Generationen musiktreibend. Obgleich nun sein Vater sich nicht eingehend mit Musik befassen konnte, da er sich aus sehr kümmerlichen Verhältnissen herausarbeiten mußte, hatte er doch ein tieferes musikalisches Verständnis, als man bei den Chorsängern in der Regel findet. Auch Erwins Mutter verrät musikalische Veranlagung, besonders ist mir ihr guter musikalischer Geschmack und ihre sichere Kritik öfters aufgefallen; sie ist ohne Zweifel viel musikalischer als der Vater. Erwin dürfte also seine musikalische Disposition, soweit sie als ererbt betrachtet werden darf, seinen Eltern verdanken.[1] Könnte man hier die genealogische Methode anwenden, indem man die Aszendenz Erwins auf die Wiederkehr der musikalischen Anlage untersuchen würde, so ließe sich ermitteln, welche Linie an der Vererbung am meisten beteiligt war. Das ist aber leider undurchführbar, wir müssen unsere Nachforschungen fast ausschließlich auf die noch lebenden Aszendenten beschränken, denn die Daten, die ich durch Befragen der Familien-

---

[1] Bemerkenswert ist es, daß sich die musikalische Anlage auch bei dem jüngeren Sohn der Familie Ny. zeigt (zur Zeit 5 Jahre alt). Der Kleine zeichnet sich durch ein starkes rhythmisches Gefühl und ein sehr gutes musikalisches Gedächtnis aus.

mitglieder erhalten habe, sind zu ungenau und erstrecken sich nur auf die nächstfrühere Generation.

Trotz eifrigen Nachforschens konnte ich von der Familie Nyiregyházi nur noch so viel in Erfahrung bringen, daß ein naher Verwandter der Mutter des Vaters in einer kleinen Provinzstadt als Klavierlehrer tätig war und daß unter den Ahnen des Vaters eine große Anzahl bedeutender Priester waren, deren geistige Qualitäten sich gewiß auch bei Erwin noch geltend machen.

Wenn es nicht feststünde, daß der väterliche Großvater musikalisch ist, wenn also die väterliche Linie nicht im Vater und Großvater eine wenn auch bescheidene musikalische Anlage aufwiese, wenn ferner die Biographien großer Musiker nicht zeigten, daß in der großen Mehrzahl der Fälle die Vererbung des künstlerischen Talentes vom Vater ausgeht, so würde ich auf Grund der bedeutend größeren Musikalität der Mutter die musikalische Anlage Erwins eher dem mütterlichen Einfluß zusprechen. Der Fall stünde nicht vereinzelt da, denn wir kennen mehrere Fälle, die die Übertragung der musikalischen Begabung von der Mutter her nachweisen, wie bei Mendelssohn, Grieg, Gounod, Rubinstein u. a.[1] Da aber, soweit ich darüber etwas in Erfahrung bringen konnte, in den älteren Gliedern der mütterlichen Linie besondere Anlage für die Musik zu finden ist,[2] so wird man wohl den Einfluß der väterlichen Linie auf die Vererbung höher bewerten müssen als den der mütterlichen.

Wenn wir also gleich auf Grund der Familienforschung nicht mit voller Sicherheit feststellen können, welche elterliche Linie bei der Vererbung der musikalischen Anlagen maßgebend war, so steht doch die Tatsache fest, daß in Erwins Fall ebenso wie bei den allermeisten Komponisten und Virtuosen die Ent-

---

[1] O. Feis, Studien über die Genealogie und Psychologie der Musiker. Wiesbaden, 1910. S. 88.

[2] Die Großmutter und Urgroßmutter Erwins mütterlicherseits leben noch, sie sind nicht musikalisch, hingegen soll der Vater seiner Mutter ein Musikfreund gewesen sein.

faltung des musikalischen Talentes wenigstens in einer der beiden elterlichen Linien durch mehrere Generationen bereits im Gange gewesen ist.[1]

Das Hauptinteresse der Eltern bildet jetzt natürlich Erwin, in welchem sie den Meister der Zukunft sehen. Es muß ihnen hoch angerechnet werden, daß sie die Begabung des Kindes nicht ausgebeutet haben. Sie wollten nicht, wie es vielfach mit Wunderkindern geschieht, durch Aussaugen der jugendlichen Kräfte die Existenzmittel für die ganze Familie gewinnen, sondern sie taten alles, ihn zu einem tüchtigen, in jeder Hinsicht durchgebildeten Künstler zu erziehen.

Über Erwins Entwicklungsgang kann ich folgendes mitteilen:

Erwin war noch nicht ein Jahr alt, als er, nach Angabe seines Vaters, Gesang nachzuahmen versuchte. In seinem zweiten Lebensjahre soll er schon vorgesungene Melodien korrekt haben wiedergeben können, zu einer Zeit, wo seine Sprachäußerungen selbstverständlich noch sehr arm und mangelhaft waren.[2] Nach Angabe der Eltern war bei Erwin sogar eine Verzögerung der Sprachentwicklung vorhanden, so daß erst in seinem dritten Lebensjahr ein deutlicher Fortschritt zu bemerken war. Wie sich die verzögerte Sprachentwicklung bei ihm gestaltete, konnte ich nicht feststellen. Man machte mir darüber allerdings Angaben, sie waren jedoch viel zu unzuverlässig, als daß ich daraus ein klares Bild über die sprachliche Entwicklung hätte gewinnen können. Wir müssen uns demnach mit der bedeutsamen Angabe begnügen, der wir wohl trauen dürfen, daß schon vor der Periode der eigentlichen Sprachentwicklung die gesangliche Reproduktion gehörter Melodien ohne Schwierigkeit gelang.

Am Anfang seines dritten Lebensjahres stellte sein Vater bereits absolutes Gehör bei dem Kinde fest; Erwin war jetzt

---

[1] Vgl. dazu Th. Ribot, L'hérédité psychologique. Paris, 1893.

[2] Auch von Händel wird berichtet, daß er früher gesungen als gesprochen habe.

schon fähig, vorgesungene Töne am Klavier richtig anzugeben.[1] Nach übereinstimmenden Angaben seiner Eltern und Bekannten gab Erwin in der zweiten Hälfte seines dritten Jahres alle vorgesungenen Melodien auf einer Mundharmonika wieder. Am Anfang seines vierten Lebensjahres fing er an, am Klavier alles zu spielen, was er gehört hatte. Während dieser Zeit äußerte sich auch schon sein kompositorisches Talent im Improvisieren, im Phantasieren. Als er $3^1/_2$ Jahre alt war, komponierte er schon kleine Melodien mit Begleitung. Wie ich erfahren habe, hat Erwin im Jahre 1907, als er also im fünften Lebensjahre stand, vor den Herren David Popper und Julius Erkel (beide Professoren an der Musikakademie) seine eigenen Kompositionen vorgetragen.

Bis zu dieser Zeit hatte Erwin keinen Unterricht in der Musik erhalten. Erst im fünften Lebensjahre empfing der Knabe im Klavierspiel und im Notenlesen Unterweisung. Der Unterricht war allerdings zuerst wenig regelmäßig und wurde auch von dem Schüler mit wenig Ernst aufgenommen, und erst in seinem sechsten Jahre, als er in die Akademie der Musik aufgenommen wurde, begann die regelrechte Musikausbildung. Hier übernahm der Klaviervirtuose Professor Arnold Székely, ein eminenter Musikpädagoge, seinen Unterricht im Klavierspiel. Die Früchte des Unterrichts waren solche, wie man sie bei dem Zusammenwirken eines vorzüglichen Lehrers und eines so begabten Zöglings erwarten konnte.

Von seinem sechsten Lebensjahre bis heute hat sich sein äußerer Lebensgang einfach gestaltet. Die Musik bildete während dieser Zeit den Mittelpunkt seines Interesses, wozu sich allmählich der rege Wunsch gesellte, Kenntnisse auf allen möglichen Gebieten zu erwerben. Die Schule konnte sein Wissensbedürfnis nicht befriedigen, er hat darum alle ihm zu Gebote stehenden Mittel angewendet, seinen vielseitigen Interessen

---

[1] Sein absolutes Gehör hätte, da es ihm angeboren ist, natürlich schon viel früher beobachtet werden können. — Es sei bemerkt, daß weder seine Eltern, noch sein Großvater absolutes Gehör haben.

nachzugehen. Die nachhaltige Wirkung hiervon äußerte sich später in seinen Intelligenzleistungen.

In musikalischer Hinsicht verlief diese Zeit für Erwin sehr glücklich. In produktiver und vor allem in reproduktiver Richtung hat er sich über alle Erwartung entwickelt.

Seine eigentliche schöpferische Tätigkeit fing schon mit dem 6. Jahr an. Zu dieser Zeit sind die ersten in Noten gesetzten Stücke komponiert worden, wie eine Barcarole, eine Berceuse, ein Elfentanz, ein Hochzeitsmarsch (das einzige Werk, das bisher im Druck erschien), ein Trauermarsch für Cello und zuletzt eine Serenade, von denen ich einige in der Beilage veröffentliche. Während sich das außergewöhnliche Talent im Reproduzieren erst später verriet, lassen diese Stücke die glänzende kompositorische Begabung schon deutlich erkennen. Es dauerte aber verhältnismäßig noch lange, bis er durch einen kurze Zeit dauernden musiktheoretischen Unterricht in die Harmonielehre eingeführt wurde (1911). Aus äußeren Gründen wurde dieser Unterricht nach etwa 15 Lehrstunden abgebrochen, und erst ein Jahr später (1912) wieder aufgenommen. Seitdem hat Erwin seine Studien mit kürzeren und längeren Unterbrechungen fortgesetzt. Das Nähere darüber sowie über die einzelnen Phasen seiner musikalischen Entwicklung überhaupt werde ich im Laufe der Darstellung noch ausführlich mitteilen.

Die künstlerische Erziehung Erwins ist — wie oben erwähnt — in guten Händen. Der pianistische (Prof. Székely), wie der kompositorische Unterricht (früher Prof. Siklós, später Prof. Weiner) wird seinem Talent und seiner Persönlichkeit gemäß geleitet. — Auch die äußeren Lebensumstände haben sich in den letzten Jahren günstiger gestaltet. Die Familie lebt jetzt in geordneten Verhältnissen, so daß ihre Mittel und das tatkräftige Interesse ihrer Freunde gestatten, den Sohn ohne Beschränkung für die künstlerische Laufbahn auszubilden.[1] Erwin kann sich daher ungestört seiner künst-

[1] In der letzten Zeit (1904) übersiedelte die Familie nach Berlin, wo Erwins musikalische Ausbildung durch die Professoren E. v. Dohnányi, M. Fiedler und S. Ochs mit der größten Hingabe geleitet wird.

lerischen Tätigkeit widmen; er ist sowohl von der Armut wie vom Reichtum, von den beiden unheilbringenden Extremen des wirtschaftlichen Milieus, verschont geblieben. Was nun das künstlerische Milieu Erwins anlangt, so ist zu erwähnen, daß er nicht das besondere Glück gehabt hat, unter dem mächtig fördernden Einfluß eines musikalischen Hauses und einer künstlerischen Umgebung aufzuwachsen. Es ist zwar nichts davon zu merken, daß der Mangel eines hervorragenden künstlerischen Milieus auf die Entfaltung seiner Talente verzögernd eingewirkt hätte, denn sie lief ganz außerordentlich rasch ab und kam schnell zur Blüte; es ist aber doch anzunehmen, daß die Anregung, die ein künstlerisches Milieu und besonders das musikalische Haus gibt, auf seine künstlerische Entwicklung von sehr günstigem Einfluß gewesen wäre.

---

3. Über frühzeitig erwachende musikalische Begabung.

Ersichtlich handelt es sich hier um einen Knaben von hervorragender reproduktiver und schöpferischer Begabung. Daß sich bei dem Jungen das kompositorische Talent so früh, schon in seinen ersten Lebensjahren und vor dem reproduktiven in ausgeprägter Weise kundgab, läßt unseren Fall um so bedeutender erscheinen, als so junge Komponisten bekanntlich selten vorkommen, so frühzeitige Äußerung des Talentes sogar nur ganz ausnahmsweise.

In der Regel äußert sich nämlich im Kindesalter auch bei sogenannten Wunderkindern nur die reproduktiv-künstlerische Begabung, die in manchen Fällen schon vor dem achten Lebensjahre auftritt; die kompositorische Begabung zeigt sich hingegen in der großen Mehrzahl der Fälle erst am Ende des Kindesalters. Daß die reproduktive Tätigkeit früher eintritt als die produktive, macht es dann auch verständlich, daß Kinder, die sowohl für reproduktive wie für produktive Tätigkeit eine besondere Anlage haben, als ausübende Künstler viel früher auftreten wie als Komponisten. Sie werden infolgedessen in der ersten Periode ihrer musikalischen Karriere als Virtuosen gefeiert, die bescheidenen Äußerungen ihrer in Entfaltung begriffenen schöpferischen Begabung hingegen werden kaum beachtet.

So wissen wir von J. S. Bach, der es schon als junger Knabe im Violin- und im Orgelspiel zur Meisterschaft gebracht hat, daß seine schöpferische Bildungskraft erst verhältnismäßig spät erwachte. Aus seiner Ohrdruffer Periode (10.—14. Jahr) ist keine Komposition mit Sicherheit bekannt, höchstens könnte man die Entstehung der noch sehr primitiven (ungedruckten) Fuge in E-Moll in diese Zeit verlegen.[1] Erst vom 18jährigen Bach ist eine Reihe von Orgelwerken bekannt geworden. Freilich dürfte die Erfindung des jungen Bach durch das Generalbaßspiel und das freie Päludieren frühzeitig geweckt worden sein; wann sie zuerst Werke von origineller Bedeutung hervorgebracht hat, ist nicht zu entscheiden.

Auch in Händel ist der Tondichter nicht in der frühesten Jugend, am Anfang seiner musikalischen Entwicklung erwacht, sondern erst nach verhältnismäßig langer Zeit, in der er dauernd Unterricht in der Musik erhielt. Zwar war er schon in seinem achten Lebensjahre als vorzüglicher Orgelspieler bekannt, doch stammen die ersten Werke von Bedeutung erst aus seinem elften Jahre. Es gibt sogar Musikhistoriker, die die sechs Sonaten oder Trios für zwei Oboen und Baß, welche aus dem elften Lebensjahre Händels datiert werden, in eine spätere Zeit verlegen wollen.[2]

Die ersten Kompositionen von Beethoven stammen aus seinem 12. und 13. Lebensjahre. So viel wenigstens ist sicher, daß er die Moll-Variationen und die 3 Sonaten vom Jahre 1783 (er war 1770 geboren) als seine ersten Werke bezeichnete.[3] Es

---

[1] R. Batka, J. S. Bach. Leipzig, 1892. S. 34.

[2] V. Schölcher, The life of Händel. London, 1857.

[3] A. B. Marx: L. v. Beethoven, Band 2. Anhang II. S. 512.

steht auch fest, daß seine große kompositorische Begabung erst im Jahre 1792, nach der Übersiedlung nach Wien, wirklich zur Entfaltung kam. Die Bonner Lehrjahre ließen seinen Genius noch nicht erkennen, er galt zu jener Zeit nur als ein hervorragender Improvisator und Generalbaßspieler. Von den Kompositionen der Bonner Zeit ist nach Ansicht der Biographen wahrscheinlich eine größere Zahl mit höherer Opuszahl gedruckt worden, als die ersten Wiener Arbeiten; diese fallen aber sehr merklich gegen die in den ersten Wiener Jahren gedruckten Werke ab. Es steht fest, daß Beethoven in Bonn noch nicht als Komponist in größerem Maßstabe an die Öffentlichkeit getreten ist; daß er sich noch im Stadium des Lernens, des Vorbereitens befand.[1]

Mendelssohn komponierte zwar schon verhältnismäßig früh, jedoch nicht vor seinem zehnten Lebensjahre. Lampadius, sein trefflicher Biograph, berichtet über eine Fuge, die er in seinem 11. Jahre komponiert hätte. Bei Mendelssohn ist es nicht sowohl ein besonders frühzeitiges Auftreten der schöpferischen Begabung, als vielmehr das rasche Tempo ihrer Entwicklung und die enorme Produktivität, was unsere Bewunderung erweckt. Noch nicht 12 Jahre alt, komponierte er seine erste Oper, und in seinem 13. schon eine große Anzahl Tonwerke von mannigfachem Charakter.[2]

Auch bei Brahms zeigte sich die instrumental-technische Begabung viel früher als die kompositorische. Immerhin müssen seine ersten Kompositionsversuche schon aus dem 10. bis 12. Jahre stammen, denn sein Klavierlehrer klagt über das maßlose Komponieren des Jungen. Sicher ist, daß er in seinem 13. Lebensjahre ein Lied für einen Männergesangverein komponiert hat und daß er im Jahre 1849 (16 Jahre alt) in seinem zweiten eigenen Konzerte eine eigene Phantasie über einen beliebten Walzer vortrug. Sein eigentliches erstes Werk, die Fis-Moll-Sonate, ist jedoch erst im Jahre 1852 geschrieben worden.[3]

---

[1] H. Riemann, Geschichte der Musik seit Beethoven. Berlin und Stuttgart, 1901. S. 52.

[2] W. A. Lampadius, Felix Mendelssohn-Bartholdy. Leipzig, 1886.

[3] W. A. Thomas-San-Galli, Johannes Brahms. München, 1912.

Früh waren auch Cherubini, Spohr, Löwe, Berlioz, Bruckner, Tschaikowsky[1] kompositorisch tätig, jedoch nicht in der frühesten Jugend.

Haydn gehört zu den wenigen großen Musikern, bei denen neben einer ausgezeichneten pianistischen Fähigkeit auch die kompositorische Begabung sich schon sehr früh äußerte; er begann nämlich mit 6 Jahren zu komponieren.

Ähnlich gestaltete sich die musikalische Entwicklung bei Mozart, der schon vor seinem sechsten Lebensjahre Klavierstücke komponiert haben soll. Leider sind diese Stücke unbekannt, sie sind vermutlich niemals in Noten gesetzt worden. Aus seinem 6. Jahre kennen wir schon eine Reihe von Menuetten, die durch formale Reinheit, durch Einfachheit und Klarheit der Melodie ausgezeichnet sind und auf eine große schöpferische Begabung hindeuten. Ganz besonders ist ihm die Menuett in F-Dur vom 11. Mai und die auf denselben Baß komponierte Menuett vom 5. Juli 1762 gelungen. Im Jahre 1764, also in seinem 8. Lebensjahre, hat er schon 6 Sonaten für Klavier und Violine und 3 Symphonien für kleines Orchester geschrieben.[2]

Schubert soll schon vor seinem 10. Jahre eine Reihe von Liedern und Klavierstücken komponiert haben. Jedenfalls ist nachgewiesen, daß Salieri, der einflußreiche Wiener Kapellmeister, schon im Jahre 1811 durch das Lied „Hagars Klage" auf den genialen jungen Schubert aufmerksam wurde (geb. 1797). Seine rasche kompositorische Entwicklung und seine ungeheure Produktivität ist ebenso erstaunlich wie die Mendelssohns. Im Jahre 1815 verfaßte er eine Anzahl Bühnenwerke, Messen, Klaviersonaten, etwa 170 Lieder usf.[3] —

Früh entwickelte sich das kompositorische Talent auch bei Chopin. Angeblich komponierte er schon im achten Jahr

---

[1] O. Feis, a. a. O. S. 21 u. ff.

[2] O. Jahn, W. A. Mozart, 4. Aufl. 1905—1907; L. v. Köchel, Chronologisch-thematisches Verzeichnis sämtlicher Tonwerke W. A. Mozarts. Leipzig, 1862.

[3] H. Riemann, a. a. O. S. 122ff.

Klavierstücke. Seine ersten Veröffentlichungen sind aber erst verhältnismäßig spät erfolgt. Sein Op. 1., das Rondo in C-Moll, stammt aus dem Jahre 1827, als er 17 Jahre alt war. Zu dieser Zeit hatte er aber schon eine ganze Anzahl fertiger Kompositionen öffentlich aufgeführt, die erst später im Druck erschienen. In seinem 20. Jahre, während seines Aufenthaltes in Wien und Paris, war Chopin schon ein vollkommen ausgereifter, in seiner Eigenart bestimmter Komponist.[1]

Bei Meyerbeer äußerte sich die produktive Seite seines Talentes recht frühzeitig. Noch vor seinem 10. Jahre soll er eine größere Anzahl Klavier- und Gesangstücke komponiert haben. Sein instrumental-technisches Talent zeigte sich viel früher.

Auch von Camille Saint-Saëns wird berichtet, daß er in seinem 5., von Richard Strauss, daß er in seinem 6. Jahre kompositorisch tätig gewesen sei; die Kompositionen aus dieser Zeit sind allerdings unbekannt.

So lehrt also die Biographie der großen Komponisten, daß die schöpferische Begabung im Gegensatz zu der künstlerisch-reproduktiven nur ganz selten im frühen Kindesalter auftritt. Es wird stets als eine Ausnahme betrachtet werden müssen, wenn ein Kind zu so früher Zeit, da seine Kräfte der körperlichen und geistigen Entwicklung dienen müssen, und damit zur Genüge in Anspruch genommen sind, noch durch einen Überfluß für schöpferische Tätigkeit überrascht. Darum ist der Fall, den ich hier beschreibe, von hohem Interesse, denn hier offenbart sich in den Kompositionsversuchen eines kleinen Kindes schon eine gesunde, ursprüngliche Gestaltungskraft. Trotz ungenügender Schulung und völligem Mangel an Kenntnissen in der Kompositionslehre setzen sich hier musikalische Gedanken bereits zu musikalischen Einheiten höherer Ordnung zusammen, wie ich das bei der Analyse seiner Kompositionen noch Gelegenheit haben werde zu zeigen.

---

[1] H. Leichtentritt, Friedrich Chopin. Berlin 1905.

Auf die tiefere Bedeutung der Erscheinung, daß die produktive Begabung so früh auftritt, werden wir an dieser Stelle nicht eingehen, denn das würde erst die Untersuchung mehrerer Probleme erfordern, so würde vor allem eine eingehende Analyse der künstlerischen, insbesondere der musikalischen Disposition, ferner ein tieferes Eindringen in die besondere Natur der Musik unerläßlich sein usw. — Die Tatsache, daß sich die musikalische Begabung, vor allem aber die produktive Seite des musikalischen Talentes, in unverkennbarer Weise schon im Kindesalter äußern kann und in manchen Fällen sogar zu wirklichen Kunstleistungen führt, was bei den anderen Künsten bisher nicht beobachtet worden ist,[1] hängt sicher mit der Natur der Musik eng zusammen und wird vermutlich aus ihr verständlich gemacht werden können. Diese Tatsache deutet ferner darauf hin, daß die musikalische Begabung vom geistigen Niveau des Menschen im gebräuchlichen Sinne nicht so abhängig zu sein scheint, wie die Begabung in anderen Künsten.[2] Auch ihre Entfaltung scheint mit der Entwicklung der allgemeinen geistigen Fähigkeiten weniger zusammenzuhängen. Ein junges Kind, am Anfang seiner eigentlichen geistigen Entwicklung, kann schon eine reiche Invention haben. Es scheint mir, daß die Entfaltung der musikalischen Anlage mehr von gewissen biologischen Bedingungen des Individuums abhängt, worauf die Tatsache hinweist, daß im Alter vom 13. bis zum 15. Jahre, d.h. nach Abschluß der Hauptperiode des körperlichen Wachstums, zu einer Zeit, wo die geistige Entwicklung eigentlich noch recht weit von ihrer vollen Entfaltung steht, die musikalische Begabung fast durchweg stark hervorbricht.

---

[1] Raffael, dessen künstlerische Begabung ganz ungewöhnlich frühzeitig erwacht ist, malt seine ersten bedeutenderen Bilder, die aber noch so stark unter dem Einfluß seines Lehrers Perugino stehen, daß man sie nach Vasaris Angabe nicht von den Originalen Peruginos unterscheiden konnte, erst in seinem 15. und 16. Lebensjahre.

[2] Damit will ich natürlich nicht behaupten, daß die große Intellektualität eines Musikers auf seine musikalischen Schöpfungen keinen Einfluß habe, oder daß die Lösung gewisser künstlerischer Probleme nicht eine hoch entwickelte Intelligenz sui generis voraussetzte.

— Daß die produktiv-musikalische Begabung so frühzeitig ihr Leben ankündigt, läßt uns weiter auch vermuten, daß die musikalische Invention auch mit der Erfahrung und Übung in viel lockererer Korrelation steht, als die schöpferische Tätigkeit in den anderen Künsten und in den Wissenschaften. Das läßt sich zum großen Teil damit erklären, daß die Musik ihren Stoff nicht aus der Natur nimmt, nicht aus dem, was der Künstler in seinem Leben von außen empfangen hat, sie wird wenig von der Außenwelt genährt und nur selten von dieser Seite angeregt, sondern vor allem von innen. Die äußere Erfahrung kan ihr nur wenig leihen, denn mit der sinnlichen Welt, mit den Gegenständen der sinnlichen Wahrnehmung steht weder ihre Form, noch ihr Inhalt in enger Beziehung. Darum ist ja die Musik die subjektivste unter allen Künsten, darum hält man sich beim musikalischen Genießen von allen Eindrücken der materiellen Welt fern; man fühlt sich wie mit einem undurchsichtigen Schleier umhüllt, wie geistesabwesend, tief in das Innerste der Seele versinkend. Aber auch dann träfen wir nicht die Wahrheit, wenn wir annehmen wollten, daß die Musik an unser Gefühls- und Stimmungsleben in der Weise gebunden sei, daß sie als die adäquate Äußerung unserer Gefühle oder Stimmungen angesehen werden dürfte, wie das schon von Hegel und Schopenhauer abgelehnt wurde, und wie es in Hanslicks musikalischen Anschauungen zum Ausdruck kommt.[1] Die durch die Musik ausgelösten Stimmungen sind spezifisch-musikalische Stimmungen oder es ist doch, sofern sie nicht rein musikalischer Art sind, das Musikalische darin Träger des Ganzen; die spezifischen Eigenheiten sind phänomenologisch gegeben. Welches die Unterschiede sind zwischen dem Erlebnis dieser und dem anderer Stimmungen, muß noch besonders untersucht werden.[2] Es liegt

---

[1] E. Hanslick, Vom Musikalisch-Schönen. Leipzig, 1910. 11. Aufl. S. 20ff. Dazu vergleiche: P. Moos, Moderne Musikaesthetik in Deutschland. Leipzig, 1902.

[2] Eine sehr wertvolle Analyse des ästhetischen Genusses finden wir bei M. Geiger, Beiträge zur Phänomenologie des ästhetischen Ge-

auch nahe anzunehmen, daß die Stimmungen, die der musikalischen Schöpfung vorangehen und die bei der Komposition wirksam sind, vorzugsweise spezifisch musikalische Stimmungen sind. Man wird also nicht fehlgreifen, wenn man annimmt, daß die musikalische Invention ihr Material aus einer selbständigen, ausschließlich der Musik angehörenden Quelle schöpft. Diese Selbständigkeit macht es uns verständlich, weshalb die musikalisch-produktive Begabung mit den übrigen geistigen Qualitäten nicht so innig zusammenhängt.[1] Ähnlich mag es mit der Mathematik bestellt sein, auch sie nährt sich aus einer ganz ursprünglich eigenen Quelle, daher auch auf diesem Gebiete die große Rolle der Vererbung, die relativ frühe Äußerung der Begabung und des Interesses, das stark hervortretende Talent, die scharfe Scheidung zwischen mathematisch-produktiven und mathematisch-nichtproduktiven Menschen (schöpferische und rezeptive Fähigkeit) und die rasche Entwicklung der Begabung.

---

4. Über die einzelnen Seiten der musikalischen Begabung.

Mein Plan ist nun, die Entwicklung von Erwins musikalischen Fähigkeiten und Eigenschaften in den letzten Jahren und seine gegenwärtige Leistungsfähigkeit zu schildern, um dem Leser ein recht deutliches Bild der künstlerischen Begabung des Kindes zu geben.

---

nusses. Jahrb. für Philosophie und phänomenologische Forschung. Bd. I. Halle, 1913, wo unter anderem die verschiedenen psychischen Einstellungen beim musikalischen Genießen mit scharfem analytischen Blick untersucht sind.

[1] Es liegt mir fern, auf diese schwierigen Probleme, die mit den Prinzipienfragen der Musikästhetik in engster Beziehung stehen, näher einzugehen und zu ihnen Stellung zu nehmen; bloß der Versuch einer Erklärung hat mich bewogen, die selbständige Quelle der musikalischen Invention besonders zu betonen.

Zwar bildet im folgenden dieses Planes stets Erwins Begabung den Mittelpunkt des Interesses, doch möchten wir bei der systematischen Verfolgung des musikalischen Entwicklungsganges des Kindes auch Daten für die Kenntnis der Entwicklungsgesetze der musikalischen Begabung im allgemeinen gewinnen. Ein tieferes Eindringen in diese Gesetze wird allerdings — wie schon oben erwähnt — erst dann möglich werden, wenn über eine größere Anzahl von hervorragenden Kindern systematische Beobachtungen angestellt sein werden.

Außer den musikalischen Eigenschaften wollen auch den übrigen geistigen Fähigkeiten Erwins unser Augenmerk zuwenden, denn gerade in unserem Falle kann die Persönlichkeit des Kindes, ja sogar seine musikalische Persönlichkeit ohne Berücksichtigung seiner allgemeinen geistigen Qualitäten, seiner Intelligenz, seines Gefühls- und Willenslebens nicht dargestellt werden. Und da uns außer seinem gegenwärtigen Niveau doch in ganz besonderem Maße auch noch seine zukünftige Entwicklung interessiert, so gewinnen wir vielleicht durch die Kenntnis seiner Leistungen im allgemeinen eine breitere Basis für die Prognose seiner Weiterentwicklung in künstlerischer Beziehung.

Die psychologische Untersuchung des Musikers hat gegenüber den Untersuchungen anderer Künstler den Vorteil, daß man bei ihm die meisten musikalisch-künstlerischen Fähigkeiten und Eigenschaften, deren Kenntnis zur Beurteilung der Begabung erforderlich ist, bis zu einem Grade isoliert betrachten und ihre Entwicklung demnach für sich verfolgen kann.

An die Spitze dieser Untersuchungen wollen wir den Begriff der Musikalität stellen. Allerdings ist das was wir Musikalität nennen nicht leicht zu beschreiben. Man kann andeuten, was man darunter versteht, wie sich die Eigenschaft äußert.

Eine nähere Analyse der Musikalität kann also keine besonders dankbare Aufgabe sein, denn einmal ist es schwer, den Begriff allseitig abzugrenzen, und zum anderen ist der Gebrauch des Wortes auch nicht ganz einheitlich, da der Begriff von dem einen enger, von dem anderen weiter gefaßt wird. Es ist darum im Interesse der Klarheit erforderlich, zunächst den Begriff der Musikalität, mit dem wir es so oft zu tun haben werden, soweit als möglich zu präzisieren.[1]

Der Begriff der Musikalität begreift in sich vor allem die Fähigkeit, Musik ästhetisch zu genießen. Ferner beruht auf der Musikalität jedes tiefere Verständnis für musikalische Formen und für den Aufbau des musikalischen Satzes. Der musikalische Mensch hat einen feinen, ausgebildeten Sinn für den Stil und für die strenge Ordnung des musikalischen Ideenganges. Aber zum musikalischen Menschen gehört auch, daß er sich in die Stimmungen der Musik hineinversetze und zu ihr eine auf die ganze seelische Organisation einwirkende innige Beziehung gewinne. Der Besitz all dieser Qualitäten äußert sich in der Fähigkeit, Werke der Tonkunst nach ihrer musikalischen Bedeutung zu beurteilen und zu würdigen.

Der musikalische Mensch begreift das Wunderbare im Kunstwerk, und er erlebt es so vollständig, daß er sich ähnlich wie ein Schaffender fühlt. Diesen schöpferischen Akt erlebt der musikalische Mensch sowohl beim bloßen ästhetischen Aufnehmen, wie beim Interpretieren musikalischer Werke. Er füllt die fremden Schöpfungen beim Betrachten wie bei der Wiedergabe mit seinen musikalischen Stimmungen aus, er faßt sie nach seiner Art auf, und erst durch diese eigene Tätigkeit des aktiven Miterlebens erfaßt er das Wesen des Kunstwerkes.

Die Musikalität ist eine ursprüngliche Wesenheit, wie etwa der sog. Kunstsinn im Gebiete der bildenden Künste. Sie kann nicht anerzogen, nur entwickelt werden, sie ist eine *angeborene und fundamentale Eigenschaft der psychischen Organisation* des damit begnadeten Menschen und ein charakteristischer Zug der Individualität.

---

[1] Vergl. dazu G. Révész, Über musikalische Begabung. Bericht über den VI. Kongreß für experim. Psychologie, 1914. Ausführlicher in der Zeitschr. für angewandte Psychologie 1916.

Sie äußert sich aber nicht nur beim ästhetischen Genießen, sondern auch bei vielen anderen, mit der Musik in keiner oder nur in mittelbarer Beziehung stehenden Betätigungen des Lebens (so z. B. im Verhältnis des Menschen zur Natur und zur Poesie, ferner in den Beziehungen, die der Mensch zwischen seinen musikalischen Erlebnissen und Eindrücken anderer Art knüpft, in seiner Gemütswelt usw.). Dies alles zeigt, daß die Musikalität ein integrierender Teil nicht nur der musikalischen, sondern der ganzen Persönlichkeit ist.

Zu einer Untersuchung der musikalischen Fähigkeiten bietet die Musikalität, wie selbst aus der vorstehenden knappen Darlegung wohl deutlich geworden ist, keine feste Handhabe, wenn wir gleich ohne Zögern ein Urteil darüber bilden, ob jemand musikalisch ist. Andere Seiten der musikalischen Begabung sind zugänglicher, so die, die uns vor allem interessiert, das kompositorische Talent. Um dieses zu analysieren und zur Ausführung des Gesamtbildes zu verwerten, müssen die Kompositionen aus den verschiedenen Entwicklungsperioden gesammelt und untereinander und mit den Jugendwerken anderer Komponisten verglichen werden. Dadurch erfahren wir, wie sich die produktive Begabung im Laufe der Jahre entwickelt hat, ob die Entwicklung eine kontinuierliche oder diskontinuierliche war, ferner ob sie mit der Entfaltung der übrigen geistigen Qualitäten parallel verlief oder ob sich etwa die verschiedenen Leistungen von Zeit zu Zeit in ihrer dominierenden Rolle abgelöst haben. Das Studium der Jugendwerke gibt uns ferner die wesentlichsten Daten, zu bestimmen, welche Einflüsse bei der Entfaltung der kompositorischen Begabung von Bedeutung waren (so z. B. die Aneignung bestimmter Kenntnisse in der Harmonielehre und im Kontrapunkt, oder die Bekanntschaft mit Komponisten, zu denen das Kind während seiner Lehrjahre in engere Beziehung gekommen ist). Das vergleichende Studium der Jugendwerke gestattet uns ferner eine Prognose für die Weiterentwicklung des jungen Künstlers zu stellen, indem wir prüfen, ob bei dem Kinde eine ähnliche Entwicklung zu beobachten ist wie bei denjenigen großen Meistern der Musik, die sich ebenfalls durch eine schon im Kindesalter erwachende produktive Begabung ausgezeichnet haben.

Bei der Beurteilung der musikalischen Begabung des Kindes müssen wir ferner die reproduktiv-künstlerische Fähigkeit berücksichtigen. Allerdings muß man hierbei Sicherheit und Eleganz im Spiel, leichte Überwindung technischer Schwierigkeiten, mit einem Worte Gewandtheit und Tüchtigkeit von der echt musikalischen, inventiösen, man kann wohl sagen in ihrer Art schöpferischen Seite des Vortrages streng unterscheiden.

Die echte Interpretation ist ja stets eine Art von schöpferischer Tätigkeit. Die Tatsache, daß die reproduktive Tätigkeit zugleich in ihrer Art schöpferisch ist, zeigt sich am klarsten bei der Wiedergabe möglichst verschiedener Arten von Originalwerken. Es kann sich die reproduktive Tätigkeit zu den größten und selbständigsten künstlerischen Leistungen sowohl auf dem Gebiete der Musik wie der Schauspielkunst erheben, so daß die produktive Arbeit des ausübenden Tonkünstlers bei der Interpretation eines großen Meisters mit der Leistung eines großen Schauspielers auf eine Stufe zu stellen ist.

Wenn es sich bei der Interpretation musikalischer Schöpfungen um eine reine Reproduktion handelte, wie etwa beim Kopieren eines Bildes oder einer Statue, so müßte sich von den verschiedenen Reproduktionen eine bestimmen lassen, die als die entsprechendste und treueste angesehen werden könnte. Etwas derartiges ist aber nicht möglich. Die großen Meister des Instrumentenspiels wie der Schauspielkunst stellen das gleiche Werk verschieden dar, sie können einander sogar bis zu einem gewissen Grade widersprechen, doch ist jede Darstellung in sich vollkommen, jede bringt die Größe und die Schönheit des Werkes zur Geltung. Die großen Darsteller der Ton- und Schauspielkunst sind wahre Zauberer, die den Reichtum, der sich unserem Blick nicht ohne weiteres darbietet, aus den stummen Formen und Worten herausheben, sie sind Seher, die die tiefen Geheimnisse, die einmal ein phantasieerfüllter Geist erfaßt hat, erschauen und uns näher zu bringen wissen. Dies macht es verständlich, warum man von einem noch so großen Künstler nicht behaupten kann, daß er die Tiefe eines Werkes der Ton- oder Dichtkunst vollkommener und dem Geist des Verfassers entsprechender darzustellen wisse, als alle anderen großen Künstler, die sich um die Lösung derselben Aufgabe bemühten. Denn jeder große Künstler stellt das Werk seiner Persönlichkeit entsprechend dar. Wie er das Werk auffaßt und wie er sich die dem Geiste des Werkes am meisten entsprechende Darstellung denkt, das entspringt aus einer Notwendigkeit, die in seiner Natur wurzelt. Indem der Künstler etwas widergibt, zeigt er sich selbst, bringt sein Inneres zum Ausdruck. Diese besondere Darstellung ist an ihn gebunden, ist seine eigene Schöpfung.

Es ist also für unser Urteil von größter Bedeutung, ob der Vortrag auf bloß äußerlicher Nachahmung oder auf eigener Auffassung beruht, ob der Künstler die Stimme eines Fremden oder seine eigene hören läßt.

Es kommen jedoch Fälle vor, wo die Kenntnis der produktiven und reproduktiven Kunstleistungen für die Beurteilung der musikalischen Begabung nicht ausreicht. Das ist bei musikalisch veranlagten Kindern dann der Fall, wenn sie noch am Anfang ihrer künstlerischen Entwicklung stehen, wenn sich ihre kompositorische und reproduktive Begabung noch nicht hat entfalten können. In solchen Fällen müssen wir bei der Beurteilung ein anderes Maß anwenden, es ist erforderlich, in irgendeiner Weise über ihre Begabung schon da, wo sie sich erst als Disposition äußert, ein Urteil zu gewinnen. Das erreichen wir am besten, wenn wir auf den Fortschritt achten, anstatt auf die einzelnen Leistungen allein zu sehen, und wenn wir noch die elementaren musikalischen und akustischen Fähigkeiten und zwar, soweit es möglich ist, auch diese in ihrer Entwicklung studieren. Endlich kann man noch verzögernde Umstände und Vererbungseinflüsse berücksichtigen, da sie beim Schätzen der Größe der Begabung mit zusprechen haben.

Wir werden bei der Untersuchung der gesamten Begabung die allgemeinen Fähigkeiten, die allen übrigen zugrunde liegen, sowie die akustischen Fähigkeiten überhaupt (Intervallauffassung, absolutes Gehör, musikalisches Gedächtnis) ohnehin nicht vernachlässigen dürfen.

Nicht zu vergessen ist endlich die Erziehung, das Milieu, die Intelligenz der Eltern, überhaupt das geistige Niveau derer, die zu dem Kinde während der Entwicklungsjahre in unmittelbarer Beziehung gestanden und auf seine geistige Entwicklung eingewirkt haben.

Durch die Untersuchung dieser Fragen werden wir in die Lage kommen, von den Fähigkeiten einiger musikalischer Wunderkinder und von den allgemeinen Zügen des Wunderkindes überhaupt etwas Näheres und Authentischeres als bisher zu erfahren. Denn was wir über die Kindheit solcher Künstler wissen, die für Wunderkinder galten, ist sehr spärlich und nicht zuverlässig. Das meiste sind Anekdoten, mündliche Überlieferungen, die in der Regel auf Jugenderinnerungen oder auf Berichte von Angehörigen und Lehrern zurückgehen. Man darf aber diesen Angaben, wenn sie gleich aus zeitgenössischen Quellen stammen, nicht allzusehr trauen, vor allem dann nicht, wenn sie über Einzelnes berichten, denn sie tragen oft deutlich genug den Stempel liebevoller Ausschmückung. Sie sind auch meistens nicht zu dem Zwecke geschrieben oder erzählt worden, daß man sie einmal wissenschaftlich verwerte, sondern sie sind nur private, intime Mitteilungen, die sich zwar an die Wahrheit anlehnen, aber sie nicht genau decken. Beschreibungen, wie etwa Stumpfs Aufsatz über den kleinen Pepito Ariola, sind sonst, so weit mir bekannt, kaum zu finden.[1] So

[1] Stumpf, Akustische Versuche mit Pepito Ariola, Zeitschr. für angewandte Psychologie, Bd. 2, S. 1 ff. Vgl. dazu Ch. Richet, Note sur un cas remarquable de précocité musicale. IV. Congrès intern. de Psychologie. Paris, 1900. (Compte rendu des séances etc., Paris, 1901. p. 93—99.)

konnte ich auch bei der Prüfung Erwins oft erfahren, wie wenig man den Aussagen psychologisch nicht geschulter Menschen trauen kann. Ich mußte jede Aussage kontrollieren, bevor ich sie verwerten konnte. Es ist bezeichnend für Erwin, daß von den Berichten, die ich von verschiedenen Seiten empfing, die von Erwin selbst eingeholten am meisten der Wahrheit entsprachen.

---

5. Erwins Intelligenz.

Um ein Gesamtbild von der geistigen Persönlichkeit des Kindes zu gewinnen, mußte ich mich — wie ich schon oben erwähnt habe — über seine allgemeinen geistigen Fähigkeiten orientieren. Die Hauptaufgabe war hierbei, seine Intelligenz zu untersuchen.

Um den Intelligenzgrad der Kinder festzustellen, kann man so vorgehen, daß man den Kindern bestimmte Fragen stellt, und je nach der Beantwortung dieser Fragen nun dem untersuchten Kind einen früheren oder späteren Platz in der Intelligenzskala anweist. Unter Berücksichtigung der normalen intellektuellen Entwicklung des Kindes hat man für jede Altersstufe eine bestimmte Serie von Fragen (Tests) formuliert, die dem durchschnittlichen Intelligenzniveau für das betreffende Alter entsprechen. Beantwortet ein Kind Fragen, die erst einer späteren Altersstufe entsprechen, so hat man es als übernormal anzusehen, vermag es die seiner Altersstufe entsprechenden Fragen nicht zu beantworten, so ist es als geistig unternormal zu betrachten. So kann man jedem Kind ein bestimmtes Intelligenzalter zuweisen, d. h. das Alter, dem man in der aufgestellten Intelligenzskala die von dem Kind noch beantwortete Testserie zugeordnet hat. Der Intelligenzgrad des Kindes wird demnach durch den Abstand des Intelligenzalters und des Lebensalters in Jahresgraden ausgedrückt.

Das Verfahren ist sehr einfach. Es wird zunächst ermittelt, welche von den für die Altersstufe des Kindes festgesetzten Tests noch vollständig gelöst werden. Von diesen geht man aus. Die Prüfung mit den höheren Testserien, die also nicht mehr vollständig gelöst werden, wird so weit fortgesetzt, bis keine Fragen mehr beantwortet werden, wie hoch man auch dabei hinaufzugehen habe. Die Antworten auf einzelne Fragen der unvollständig gelösten Testserien müssen nun in Anrechnung gebracht werden. Man hat deshalb vorgeschlagen, daß man je fünf gelöste Tests, einerlei zu welcher der höheren Intelligenzstufen sie gehören, als eine weitere Intelligenzstufe ansehen soll. Löst z. B. ein sechsjähriges Kind außer den Tests der Sechsjährigen auch noch die der Siebenjährigen, so nimmt man zum Ausgang der Berechnung das intellektuelle Niveau von 7 Jahren. Wenn nun das Kind noch drei Tests der Acht-, einen Test der Neun- und einen der Zehnjährigen löst, so wird es seiner Intelligenz nach einem achtjährigen Kinde gleichgestellt.

Selbstverständlich können nur solche Tests für die Untersuchung der Intelligenz in Anwendung kommen, die einerseits so ausgewählt sind, daß sie möglichst nur die „reine Intelligenz“ und nicht etwa ein durch verschiedene zufällige Umstände bedingtes Kenntnismaterial berücksichtigen, und die andererseits dem normalen Entwicklungsgang der kindlichen Intelligenz auch wirklich richtig folgen.

Diesen Forderungen entspricht das zu Intelligenzprüfungszwecken so allgemein verbreitete Testmaterial von Binet und Simon nicht ganz,[1] denn es sind Fragen darunter, die von Schulkenntnissen und von äußerlichen Umständen, wie etwa von dem Milieu des Kindes abhängen, ferner hat sich herausgestellt, daß die für die verschiedenen Altersstufen,

---

[1] Binet et Simon, Le développement de l'intelligence chez les enfants. Année psychologique, Band 14. 1908. — Die Methoden der Intelligenzprüfung sind ausgezeichnet zusammengestellt und kritisch behandelt bei W. Stern, Die psychologischen Methoden der Intelligenzprüfung. Bericht des V. Kongr. f. exper. Psychologie, 1912.

insbesondere für die jüngeren Kinder aufgestellten Testserien, zu leicht sind. Es ist das zum Teil wohl darauf zurückzuführen, daß die Tests den Kindern der arbeitenden Klasse angepaßt waren.[1] Obgleich also das von Binet und Simon vorgeschlagene Testmaterial den Forderungen, die wir an ein allgemein anwendbares Testsystem stellen, nicht vollständig entspricht, habe ich es doch für das Richtigste gehalten, Erwins Intelligenzgrad mit diesen Tests zu bestimmen, um die von anderen Forschern angestellten Prüfungen mit meinen Ergebnissen vergleichen zu können.

Die Intelligenzprüfungsversuche begann ich mit den Tests der Siebenjährigen, da Erwin zu dieser Zeit 7 Jahre alt war. Alle Tests wurden richtig gelöst.[2] Nur einen Test, nämlich das Beschreiben und Erklären eines vorgesetzten Bildes (wohl das beste), habe ich bei der Kürze der Zeit, die mir für die Untersuchung Erwins damals zur Verfügung stand, nicht angewendet, weil ich auf Grund seiner ausgezeichneten Fähigkeit, Erlebnisse zu erzählen, ohnehin vermuten konnte, daß Erwin auch diesen Test mit viel Geschick gelöst hätte.

Die Tests für achtjährige Kinder wurden auch alle richtig gelöst.[3] Erwin hat bei diesen Versuchen sogar mehr ge-

---

[1] Goddard hat gezeigt, daß von den siebenjährigen Kindern, die er mit den Binet-Simonschen Testserien prüfte, 58% auf dem Niveau ihres Alters und 29% darüber standen. (Two thousand Normal Children Measured by the Binet Measuring Scale of Intelligence. Pedagog. Seminary, Bd. 18, S. 232ff.) Nach Bobertag (Über Intelligenzprüfung, Zeitschr. f. angew. Psychol. Bd. 6. S. 495ff.) standen von den sieben bis achtjährigen 44,5% und nach K. L. Johnstone von den 6—7 jährigen sogar 68% über dem Intelligenzgrad ihres Alters (zit. nach Stern). Binet selbst berechnete den durchschnittlichen Unterschied im Intelligenzalter zwischen Kindern der höheren und niederen Stände auf etwa $1^1/_2$ Jahre. Diese Tatsache muß also bei der Untersuchung von Kindern höherer Stände berücksichtigt werden.

[2] Die folgenden Tests wurden vorgelegt: Geschriebene Worte abschreiben, 13 Heller abzählen, Zahl der 10 Finger angeben, 5 Ziffern nachsprechen, einen Rhombus nachzeichnen, Münzen von einem Heller bis zu einer Krone erkennen, Lücken in Zeichnungen erkennen.

[3] Die Fragen waren die folgenden: Von 20 bis 1 rückwärts zählen, von zwei bekannten Gegenständen aus dem Gedächtnis die Unterschiede

leistet als von einem Achtjährigen durchschnittlich verlangt wird, denn beim Diktatschreiben hat er keine orthographischen Fehler gemacht, ferner benannte er außer den vier Hauptfarben noch die Mischfarben und bei jeder Farbennuance gab er noch ganz spontan ihre Helligkeit an, endlich gab er aus einer gelesenen Zeitungsnotiz nicht nur die geforderten 2, sondern in einem Falle 7, in einem anderen etwa 12 Daten an.

Die Tests der Serie für Kinder mit 9 Jahren wurden von Erwin auch alle richtig beantwortet.[1]

Aus den Tests für Zehnjährige löste Erwin die folgenden: die Monate hersagen, zwei Sätze zu bilden, in denen drei gegebene Worte vorkommen, 3 leichte Verstandesfragen beantworten.[2] Hingegen wurde der Test, alle Münzen zu erkennen, nicht gelöst, aber dieser Test ist meiner Meinung nach für Intelligenzprüfungen überhaupt unzweckmäßig. Einen anderen Test, 5 schwere Verstandesfragen zu beantworten, vermochte Erwin nicht befriedigend zu lösen.[3]

---

angeben, Diktatschreiben, 7 Heller (3 Einhellerstücke und 2 Zweihellerstücke) zusammenzuzählen, die 4 Hauptfarben benennen und endlich zwei Daten aus einer gelesenen Zeitungsnotiz angeben.

[1] Diese Tests waren: Definition von Begriffen (Konkreta) durch Angaben, die über den bloßen Zweck hinausgehen, 80 Heller auf 1 Krone herausgeben, 6 Erinnerungen angeben, die Tage der Woche hersagen, Tagesdatum angeben, 5 verschiedene Gewichte ordnen.

[2] Diese Verstandesfragen waren: Was muß man machen, wenn man den Zug verpaßt hat? — Was muß man machen, wenn man etwas entzwei gemacht hat, was einem nicht gehört? — Was muß man machen, wenn man in die Schule geht und man merkt unterwegs, daß es schon später ist als gewöhnlich? —

[3] Die fünf schweren Verstandesfragen waren: 1. Was muß man machen, wenn man von einem Freunde aus Versehen geschlagen worden ist? — 2. Was muß man machen, ehe man etwas Wichtiges unternimmt? — 3. Denk' dir mal, es fragt dich jemand nach deiner Meinung über einen anderen Menschen, den du nur wenig kennst; was würdest du dann sagen? — 4. Warum entschuldigt man eine böse Tat, die im Zorn ausgeführt wird, eher als eine böse Tat, die nicht im Zorn ausgeführt wird? — 5. Warum soll man einen Menschen mehr nach seinen Handlungen als nach seinen Worten beurteilen? —

Endlich habe ich Erwin mit dem Testmaterial für Elfjährige geprüft. Er hat zwei Tests: aus drei Worten einen Satz zu bilden und in 3 Minuten 60 Worte zu nennen, leicht gelöst, ja er hat sogar statt der geforderten Zahl in 3 Minuten 77 Worte genannt. Den Test, Sätze von schiefem Inhalt zu kritisieren, hat er nur zum Teil gelöst, es gelangen ihm von 5 Fragen nur die ersten drei.[1] Der letzte Test dieser Serie, durcheinandergewürfelte Worte zu einem Satze zu ordnen, mißlang ihm auch nicht vollständig, denn er verstand, was der Komplex bedeuten sollte, war nur nicht imstande, sie zu einem Satze zusammenzufügen. Will man streng nach der Vorschrift arbeiten, so darf man die beiden letzten Tests bei der Berechnung des Intelligenzgrades überhaupt nicht verwerten, zieht man jedoch in Rechnung, wie weit er beide Tests gelöst hat, so kann man die beiden letzten unvollständig gelösten Tests als einen Treffer anrechnen.

Gehen wir nun bei der Feststellung des Intelligenzalters Erwins vom 9. Jahre aus und berücksichtigen wir die drei gelösten Tests von den Zehnjährigen, die 2 von den Elfjährigen, also zusammen noch 5 Tests, was eine weitere Intelligenzaltersstufe bedeutet, so beträgt der Intelligenzvorsprung Erwins (ausgedrückt durch die Differenz des Lebensalters und Intelligenzalters) 3 Jahre. Erwin ist demnach in seinen allgemeinen geistigen Fähigkeiten seinem Alter mindestens um 3 Jahre vorausgeeilt.

[1] Die folgenden absurden Sätze wurden vorgelegt: 1. Ich habe drei Brüder, Paul, Ernst und ich; kann man so sagen? — Warum nicht? — 2. Neulich fand man in einem Walde eine Leiche, die in 18 Stücke zerteilt war; manche Leute glaubten, daß ein Selbstmord vorliegt; ist das möglich? — 3. Gestern verunglückte ein Radfahrer auf der Straße, so daß er sofort tot war; man brachte ihn in ein Krankenhaus, wo man hofft, ihn bald wieder entlassen zu können; ist das möglich? — 4. Vorhin las ich in einer Zeitung von einem Eisenbahnunglück; es war aber kein schweres, es waren bloß 48 Tote; war das richtig gesagt? — 5. Neulich kam ein Freund zu mir, der klagte mir, daß es ihm so sehr schlecht ginge, und sagte, er würde sich nächstens erschießen, aber nicht an einem Freitag, denn das wäre ein Unglückstag für ihn; was meinst Du dazu? —

Das ist also das Ergebnis der Intelligenzprüfung, wenn wir die erste Redaktion des Binet-Simonschen Testmaterials vom Jahre 1908 benutzen. Das Resultat ändert sich aber nicht, wenn man bei der Ermittlung des Intelligenzniveaus die erst nach meinen Versuchen veröffentlichte revidierte Testserie (1911) anwendet. Allerdings muß für die Berechnung des Intelligenzvorsprunges Erwins noch berücksichtigt werden, daß er nicht als ein Kind der arbeitenden Klasse angesehen werden kann, sondern seiner ganzen Erziehung nach zur Klasse der Gebildeten gehört. Aber auch unter Berücksichtigung des — wie wir sahen — auf $1^1/_2$ Jahre berechneten Vorsprunges der Kinder der gebildeten Stände ergibt sich, daß Erwins intellektuelle Leistungsfähigkeit in seinem 7. Lebensjahre noch immer mindestens um $1^1/_2$ Jahre dem seiner Altersgenossen voraus war.

Es war nun von Interesse zu erfahren, wie sich Erwins Intelligenz während der letzten Jahre entwickelt hat, ob er nämlich nach dem Überschreiten des 10. Jahres noch immer eine größere intellektuelle Leistungsfähigkeit besitzt als seine Altersgenossen. Es stellte sich im April 1913 heraus, daß Erwin aus dem System von Binet und Simon vom Jahre 1908 sämtliche Tests für Zehn-, Elf- und Zwölfjährige fehlerlos lösen konnte.[1] Die Tests für Elfjährige sind schon auf S. 27 mitgeteilt worden, die für Zwölfjährige waren folgende: Ein Bild beschreiben und erklären, 7 Ziffern nachsprechen, einen 26silbigen Satz nachsagen, in einer Minute drei Reime finden, Textlücken ergänzen. Dabei muß erwähnt werden, daß Binet später, im Jahre 1911, sein sog. Staffelmaß revidierte[2] und unter anderem die Forderungen

---

[1] Die Binet-Simonschen Tests für 13jährige Kinder sind unbrauchbar.

[2] Binet, La mesure du développement de l'intelligence chez les jeunes enfants. Bull. de la soc. libre pour l'étude ps. de l'enf. Paris, 1911. Nr. 10 et 11. — Binet et Simon, Nouvelles recherches sur la mesure du niveau intellectuel chez les enfants de l'école. Année psych. Bd. 17. 1911.

für Elf- und Zwölfjährige bedeutend herabgesetzt hat, indem er die Tests der Elfjährigen für die Zwölfjährigen und die Tests der Zwölfjährigen sogar für die Fünfzehnjährigen empfahl. Wir lassen dahingestellt, ob diese Änderungen gerechtfertigt sind; Erwin hat alle diese Fragen beantwortet und es geht daraus hervor, daß er als Zehnjähriger seine Altersgenossen immer noch mindestens um zwei Jahre überragt, nach den revidierten Tests sogar noch um einige Jahre mehr, mithin etwa einem normalen Kinde von 12 bis 13 Jahren gleichgestellt werden kann.[1]

---

[1] Noch folgende Versuche habe ich mit Erwin angestellt:

1. Die geraden Zahlen von 30 bis 2 rückwärts hersagen. — Erwin brauchte dazu 16 Sekunden (1911). — Vergleichende Versuche mit Kindern niederer Stände haben ergeben, daß dieser Test unter 10 gleichaltrigen Kindern von 9 fehlerfrei und im Durchschnitt in 29,4 Sek. gelöst wurde. (Die kürzeste Hersagezeit dauerte 13 Sek., die längste 48 Sek.) —

2. Die ungeraden Zahlen von 29 bis 1 rückwärts hersagen. — Es dauerte 13$^1/_2$ Sek. (1911). — Diese Aufgabe ist fehlerlos nur von einem Kinde (in 1 Min. 15 Sek.), fehlerhaft von drei (durchschnittlich in 34 Sek.), und von den übrigen sechs überhaupt nicht gelöst worden. —

3. Wiederholen akustisch dargebotener Zahlenreihen. — Eine Reihe gebildet aus 5 Zahlen, dargeboten im Rhythmus von 3-2 und eine aus 6 Zahlen, im Rhythmus von 3-3 wurde von Erwin richtig wiederholt, hingegen konnte er eine 7-gliederige Zahlenreihe, im Rhythmus von 4-3 oder von 3-3-1 nicht fehlerfrei reproduzieren (1911). Nach Ablauf eines Jahres hat sich Erwins unmittelbares Gedächtnis für Zahlen so entwickelt, daß er eine Zahlenreihe von 7 Gliedern, dargeboten im Rhythmus von 3-3-1, eine von 8, im Rhythmus von 3-3-2 und eine von 9, im Rhythmus von 3-3-3 fehlerlos und ohne Stockung wiederholte (1912). — Bei den vergleichenden Versuchen konnten alle 10 Kinder die 5-gliedrige Zahlenreihe richtig reproduzieren, die 6-gliedrige nur 9, die 7-gliedrige jedoch nur eins. Unter 10 Kindern von 11 Jahren (also zwei bis drei Jahre ältere Kinder) konnten 3 die 7-, 2 die 8- und nur 1 die 9-gliedrige Reihe wiederholen. —

4. Um zu zeigen, wie weit entfaltet bei Erwin das „anschauliche Abzählen", d. h. die Erfassung numerischer Verhältnisse von ganz anschaulicher Natur ist, habe ich nach der Methode von Katz und Révész 12 Stück gleichfarbige Spielmarken dem Kinde vorgelegt und es aufgefordert, jede zweite, dann jede dritte, usw. aus der Reihe heraus-

Dies sind nun die Ergebnisse, zu denen ich bei Anwendung der gut bewährten Testmethode gelangt bin. Aber diese Methode reicht bei Erwin nicht aus. Sie ist wohl geeignet, uns die Diskrepanz zwischen Altersstufe und Intelligenzstufe eines Kindes zu zeigen und erweist sich bei der Aufstellung einer Intelligenzrangordnung unter Kindern gleichen Alters brauchbar, aber die Methode ist zu schematisch, beleuchtet nur gewisse Seiten der Intelligenz und befriedigt nur bei Massenuntersuchungen, wo man eben die individuellen Unterschiede vernachlässigen kann. Wo es aber eben auf diese ankommt, wo wir die Feinheiten und die besonders ausgeprägten Seiten der Intelligenz eines einzelnes Kindes schärfer hervortreten lassen wollen, da reicht — vor allem bei hochbegabten Kindern — diese Prüfungsmethode nicht aus.[1]

In unserem Fall zeigt sich die Unzulänglichkeit der Intelligenzprüfung durch die Testmethode ganz eklatant. Man erhält von Erwin ein sehr ungenaues, ihn keineswegs charakterisierendes Bild, wenn man sich ausschließlich auf diese Intelligenzproben stützt, denn eben das Besondere seiner Intelligenz, das Brillante darin kommt bei Anwendung dieser Methode nicht zum Ausdruck. Es ist kein Mangel an Objektivität, wenn ich behaupte, daß Erwins Intelligenz sich durchaus nicht mit der normal entwickelter

zunehmen. Es gelang ihm die Lösung der Aufgabe, jede fünfte Spielmarke fortzunehmen, noch fehlerlos. Als ich die Aufgabe dadurch schwieriger zu machen versuchte, daß ich statt der gleichfarbigen verschiedenfarbige Spielmarken verwendete, gelang ihm die Lösung trotzdem ohne Mühe (1911). — Vergl. dazu D. Katz und G. Révész: Experimentell-psychologische Untersuchungen mit Hühnern. (Zeitschr. f. Psychologie, Bd. 50, S. 93—116. 1908.) Ferner D. Katz: Psychologie und mathematischer Unterricht. (Abhandlungen über den math. Unterricht in Deutschland, veranlaßt durch die Intern. Math. Unterrichtskommission, herausg. von F. Klein. Bd. III. Heft 8. S. 14ff. 1913.) —

[1] Natürlich geben die Tests auch darüber keinen Aufschluß, welche Vorgänge in der kindlichen Seele bei ihrer Lösung stattfinden. (Siehe die schöne Arbeit von D. Katz, Studien zur Kindespsychologie. Leipzig, 1913.)

Kinder vergleichen läßt. Ich habe beobachtet, daß Erwin, sobald er die zu gewissen intellektuellen Leistungen erforderlichen Kenntnisse erworben hat, in den meisten Fällen auch imstande ist, diese Leistungen auszuführen. Das zeigt sich vor allem bei den mit der Musik in Beziehung stehenden Aufgaben. Es ist fast unglaublich, wie sicher er seine Urteile über schwierige Fragen abgibt und welche tiefen Wahrheiten in seinen Äußerungen liegen. Er analysiert sein Inneres wie ein geschulter Psychologe, er spricht über seine Selbstbeobachtungen klar und konsequent, und — was manchem noch staunenswerter erscheinen wird — er drückt sich mit großer Vorsicht und mit besonders bezeichnenden Worten aus. Oft fragte er mich, ob das, was er mir jetzt sage, in „das Buch" käme, denn in diesem Falle „will ich mich richtig ausdrücken und Sie müssen auch genau aufpassen, denn ein falsches Wort kann den Sinn des Ganzen verändern". Es ist auch bezeichnend für ihn, wie er manchmal nach Ausdrücken sucht, wie er sich, wo ihm Worte fehlen, mit Ausdrucksbewegungen hilft. Er macht schließlich alles verständlich, wiederholt das Gesagte zuweilen und fragt, ob man es richtig verstanden hätte. Es ist wirklich nicht übertrieben, wenn ich behaupte, daß ich von ihm viel interessanteres und der Wahrheit viel näher kommendes über Musik gehört habe, als von vielen mir bekannten Musikern. Denn die Musiker — wie die meisten Künstler — können von ihren Erlebnissen, besonders von den Bewußtseinsvorgängen, die bei der schöpferischen Tätigkeit und bei der Interpretation in ihnen ablaufen, kaum etwas sagen. Mit undeutlichen Worten, mit konventionellen und wenig ausdrucksvollen Gesten pflegen sie auszudrücken, was sie sagen wollen. Den meisten ist es auch nicht recht, wenn man ihnen Fragen stellt, sie kommen leicht in Verlegenheit und wissen oft nicht einmal recht, was man von ihnen eigentlich will. Die Antwort fällt auch danach aus.

Ganz anders bei Erwin. Er versteht die Fragen ganz genau, man braucht die Frage nicht einmal besonders für ihn zu formulieren und sie etwa seinem Alter entsprechend zu fassen. Man kann mit ihm genau so wie mit einem erwachsenen Menschen sprechen, und man hat auch mindestens so viel davon!

Ich will nun meine Behauptungen mit einigen Beispielen belegen, die freilich nur ein ungefähres Bild davon geben können, in welcher Weise Erwins geniale Veranlagung beim persönlichen Verkehr zum Ausdruck kommt.

Da er einen großen Hang zur Natur hat, habe ich ihn in diesem Frühling öfters zu einem Spaziergang aufgefordert. An einem schönen klaren Frühlingsmorgen, als er ganz außer sich über die Schönheit der Natur war, unterhielten wir uns über das Wunderbare, über das Ergreifende in der Natur. Er erzählte mir von Wäldern und Bergen, und so kam er auf die moderne Malerei zu sprechen. Er sprach darüber, daß die modernen Maler zwar schöne, bunte Farben anwenden, daß diese aber an die natürlichen Farben doch nicht herankommen. Er erzählte von einem Gemälde, das er bei einer befreundeten Familie gesehen hatte, wo der Himmel grün gemalt war. Er hatte das Bild und die Farben recht schön gefunden, da sie von kraftvoller Wirkung waren, aber er meinte, man sollte doch nicht naturwidrig malen. Er setzte noch ganz naiv hinzu, der Maler könne den Himmel grün malen, wenn er es schön finde, aber nicht so ganz grün, sondern eher bläulich-grün. Als ich ihm nun die Frage entgegenhielt, ob er vielleicht meine, daß das Ziel der Malerei eine treue Wiedergabe der Natur sei, antwortete er ganz plötzlich, daß er nicht glaube, daß „der Maler genau so malen soll, wie man Dinge in der Natur sieht, denn das wäre auch unmöglich, aber er soll doch wenigstens nicht gegen die Natur malen“ . . . „Dieser Maler wollte absichtlich etwas Schönes malen („absichtlich“ wurde stark betont), aber das war doch eine malerische Affektation.“[1]

[1] Daß Erwin hier dem Maler die Absicht, so zu malen, zum Vorwurf macht, hängt mit seiner Ansicht zusammen, daß man nur dann komponieren könne, wenn die Komposition „von selbst“ entsteht und nicht mit Absicht.

„Ich liebe am meisten die Natur,“ — fuhr er fort — „die Farben der Natur, wie z. B. diese schönen, grauen und braunen Farben auf diesem Baumstamme. Es ist so prächtig, wenn die Sonne durch die Äste scheint und wenn die Natur so lebendig ist, denn auch die Natur lebt, und dies drücke ich in der Musik aus.“

Auf die Frage, ob er in seinen Kompositionen den Wald, den Sonnenstrahl, den Gesang der Vögel ausdrückt, antwortete er: „Nicht das, sondern die Stimmung, die der schöne Wald in mir erweckt. Die Lebenslust, das Leben der Natur, die Freude, die die Natur gibt, die in mir steckt.“ . . . „Ich komponiere“ — fuhr er fort — „nicht gern traurige Sachen, denn ich mag die Traurigkeit nicht, ich liebe nur die Lebenslust.“ Bei dem Wort „Lebenslust“, das er oft und sehr ausdrucksvoll aussprach, streckte er seine beiden Arme aus, als wollte er die Schönheit der Natur umarmen.

Auf meine Frage, ob er beim Komponieren an Menschen, an Erlebnisse denke, antwortete er, daß so etwas manchmal vorkomme, wie z. B. bei seiner Ballade, aber in den meisten Fällen komme ihm nichts dergleichen ins Bewußtsein. „So dachte ich z. B. bei der Romanze an nichts; es ist das gerade so, wie wenn jemand aus Lust singt, nichts anderes tun will, nur singen.“

Später richtete ich an ihn die Frage, ob er die ganze Zeit, die er an einem Stück arbeitet, dieselbe Stimmung festhalte. Er erwiderte darauf, daß er es tue, soweit es möglich sei, und dann fuhr er fort: „Man darf beim Komponieren dem Herzen nicht immer nachgeben, der Kopf muß auch mitsprechen.“ . . . „Sehr oft muß das Herz zum Schweigen gebracht, in den Hintergrund zurückgedrängt werden, denn sonst wird die Komposition schwach.[1] Zum Komponieren braucht man Herz und Kopf; Herz allein und

[1] „Schwach“ war vermutlich nicht im Sinne von minderwertig, sondern im Sinne von kraftlos gemeint.

Kopf allein genügt nicht, denn das Herz kann den Menschen von der echten Musik ablenken, und der Kopf allein gibt keine Stimmungen, sondern nur wissenschaftliche Musik, die zwar interessant, aber nicht immer schön ist. Die Stimmung darf aber den Menschen nicht bei der Nase führen, denn wenn die Stimmung allein herrscht, dann wird es keine Komposition, d. h. es wird zwar eine Komposition, sie gelingt jedoch nicht, sie ist nicht so fein, nicht so ausgearbeitet."

Schwer konnte sich Erwin ausdrücken, als ich ihn danach fragte, ob in jeder Komposition eine Stimmung sein müsse. „Nein," — meinte er — „es gibt auch Kompositionen, in welchen man keine findet." Die Stimmungslosigkeit eines Tonstückes charakterisierte er durch folgenden merkwürdig anmutenden Vergleich: „Meine Komposition sieht dann aus, wie wenn die Menschen auf der Straße gehen, die Tramwaywagen fahren, Kinder pfeifen auf der Straße; es bedeutet nichts, nur Musik."

Als ich ihn fragte, ob er imstande sei zu komponieren, wenn er traurig ist, antwortete er: „Nein, dann kann ich weder Trauriges noch Lustiges komponieren. Wenn ich etwas Melancholisches komponiere, so bin ich nicht so lustig wie jetzt. Wenn ich sehr lustig bin, so kann ich weder melancholische Melodien in Noten setzen, noch melancholische Stücke vortragen."

Nun fingen wir an über die Interpretation fremder Werke zu sprechen. Während der Unterhaltung fragte ich ihn, ob er beim Vortrage eines Werkes dieselbe Stimmung zu haben meine, wie sie der Komponist beim Komponieren hatte. Darauf erwiderte er, daß er nicht wüßte, ob seine Stimmung mit der des Komponisten übereinstimme, er spiele das Stück, wie er es verstehe, „wie es meiner Stimmungsschönheit[1] entspricht." — „Wie ich ein Stück spiele, das

[1] Solch ein Wort existiert auch in der ungarischen Sprache nicht, er hat es selbst gebildet.

hängt von meiner Stimmung ab; wenn ich meine Stimmung in das Stück hineinbringen kann, dann geht es gut, wenn nicht, so gelingt es nicht." „Bei der Reproduktion," meinte er, „kann sowohl das Stück Einfluß auf die Stimmung haben wie die Stimmung auf den Vortrag."

Bei einer anderen Gelegenheit sprachen wir über Komponisten, und ich bat Erwin, einige zu charakterisieren.

Erwin fing mit J. S. Bach an, von dem er zu jener Zeit außer seinen zwei- und mehrstimmigen Inventionen noch nichts kannte. „Bach war der Komponist," sagte er, „der die Musik zur Vollkommenheit gebracht hat. Alles, was er komponiert hat, ist fest, es ist gedrängt und kurz ausgedrückt. Bach ist der Stamm der Musik, er steht auf dem höchsten Gipfel der Musik, aber nicht zugleich auf der Höhe der Stimmung. Bei ihm ist nur die Musik vollkommen, nicht aber zugleich die Stimmung."

Erwin macht, wie wir hier sehen, zwischen Stimmungsgehalt und rein musikalischem Gehalt einen scharfen Unterschied. Wenn er z. B. sagt, ich werde jetzt über Bach als Komponisten reden, so will er damit ausdrücken, daß er nur über die formale und die rein musikalische Seite seiner Kompositionen sprechen will. Er drückte sich einmal sehr glücklich aus, als er sagte: „Die Stimmung steht den Formen, den Harmonien, der Stimmführung und der Großartigkeit gegenüber; man kann sehr schön und interessant komponieren, ohne daß die Stimmung dabei schön und reich zu sein brauchte."

„Bach war in seiner Musik fest und streng" — fuhr er fort. „Beethoven hat von der Vollkommenheit der Musik schon etwas nachgelassen, denn er hatte neben dem Musiksinn schon einen großen Stimmungssinn. Bach entbehrte natürlich auch nicht des Stimmungssinnes; dieser war nur im Vergleich zu seinem enormen Musiksinn gering."

„Schumann ließ von der Festigkeit Bachs noch mehr ab. Er ist als Stimmungsmaler bedeutender wie als Komponist, ihm war die Stimmung weit wichtiger als die Musik(!).[1] Seine Musik ist ganz einfach und fein. Das ist so zu verstehen, daß seine ganze Musik, besonders aber die Stimmführung unglaublich fein erscheint, und sich doch in Noten überraschend einfach zeigt. Dem Ohr ist Schumanns Musik fein und kompliziert, dem Auge hingegen sehr einfach. Schumann ist darum so großartig, weil er mit solchen einfachen Mitteln eine sehr feine Musik machen konnte. Einfach zu sein ist aber noch nicht genügend, denn darin braucht noch keine Stimmungsschönheit zu liegen, wie z. B. in einem C-Dur-Dreiklang. Man soll einfach schreiben, aber dabei schön. Schumanns Stimmungen waren stets einfach und immer solche, die in der Musik schön ausgedrückt werden konnten."

Ich bat Erwin ferner, etwas über Mozart zu sagen und ihn mit einem anderen, ihm am nächsten stehenden Komponisten zu vergleichen. Erwin hatte schon vor einigen Jahren Mozart und Beethoven als die größten Komponisten bezeichnet, obschon er von Mozart nur die Klaviersonaten kannte und auch heute zur Zeit der folgenden Äußerungen nicht viel anderes von ihm kennt, was bei der Beurteilung seiner Bemerkungen keinen Augenblick aus dem Auge zu verlieren ist. Vergißt man dies nicht, so ist es nicht mehr überraschend, daß Erwin von der ganzen Mannigfaltigkeit Mozartschen Geistes nur eine Seite erkannt hat. Denn ohne die Kenntnis seiner Opern und seiner Kammermusik fehlt von dem Bilde Mozarts sehr viel und gerade das Allerwesentlichste.

„Mozart steht von Bach viel weiter als von Beethoven; er gehört mit Bach nur soweit zusammen, als beide Klassiker waren. Zu Beethoven steht jedoch Mozart viel näher, denn Beethovens Musik war nicht so fest und

---

[1] Ich vermute, daß Erwin hier nicht die Stimmung an und für sich dem musikalischen Ausdruck gegenüber stellt, sondern daß der Gegensatz die musikalische Stimmung als verschieden von allem Formalen des Ausdrucks treffen soll.

streng, war nicht nur Musik, wie die Musik von Bach. Mozart war in seiner Stimmung feiner und leichter als Beethoven, er war aber nicht feiner in der Musik und in der Stimmführung. Beethoven schrieb ernstere Musik als Mozart, denn er erlebte wahrscheinlich viel mehr Kummer und Bitterkeit als Mozart, und eben deshalb sprechen Beethovens Melodien mehr zum Herzen. Mozart war lustiger, und das merkt man an seiner Musik. Ich selbst liebe eigentlich viel mehr die lebensfreudige Musik, aber trotzdem gefällt mir Beethoven mehr als Mozart. Ich kenne aber von Mozart so wenig, daß ich über ihn nichts Sicheres sagen kann.“

Über Brahms, von dem Erwin gegenwärtig nur einige Klavierstücke kennt (Intermezzi, Rhapsodien), wollte er kein Urteil abgeben. Nach meinem Zureden jedoch sagte er, daß Brahms, soweit er ihn nach den von ihm gekannten Werken beurteilen könne, kein Romantiker sei — wie man es zu behaupten pflegt —, sondern Klassiker, wenn auch kein „alter“, sondern ein „neuer“ Klassiker.

Über Grieg sagte Erwin folgendes: „Grieg ist ein monotoner, sonorer Komponist, hat düstere Stimmungen, das ist die Wirkung des Nordens. Er hat mehrere wunderschöne Stücke mit sehr schönen, aber zu oft wiederkehrenden Harmonien geschrieben. Er konnte nicht in jeder Komposition Stimmungen malen; wo er nämlich monoton ist, dort ist er auch wenig stimmungsvoll.“ Nun hielt Erwin plötzlich inne, dachte eine Zeitlang intensiv nach und fuhr folgendermaßen fort: „Es ist eigentlich möglich, daß Grieg viel mehr Stimmungen hatte und daß seine monotonen Kompositionen ebenso reiche Stimmungen ausdrücken, als für uns die Kompositionen von Schumann. Denn dort oben im Norden müssen doch andere Stimmungen sein als hier bei uns; zwar bleibt die Musik überall Musik, bei uns wie im Norden oder in Argentinien, aber die Stimmungen können auf einen Nordländer anders wirken als auf uns, denn wir haben doch andere Gefühle als sie. Damit will ich aber nicht sagen, daß sie andere Menschen sind, denn sie sind genau solche Menschen wie wir, sie haben genau solche ‚Organisation‘ wie wir, nur daß die Musik bei ihnen andere Stimmungen hervorruft. Dort sagt man von der Musik Griegs nicht, daß sie monoton wäre, aber wir sagen es.“

Es blickt bei diesen Worten natürlich sofort durch, was er über Grieg gehört hat, doch sagte er alles so besonnen, nachdenkend, daß ich den Eindruck gewann, daß er auch das Gehörte verarbeitet und sich zu eigen gemacht hat.

Als ich Erwin aufforderte, etwas über Richard Wagner zu sagen, freute er sich außerordentlich, wurde etwas aufgeregt und sagte, daß er mir über Wagner sehr vieles mitteilen könne. Er holte einen Stuhl, setzte sich mir gegenüber und hub nach einer Bemerkung, daß sein Urteil über Wagner noch nicht feststünde, da er eigentlich viel zu wenig von ihm kenne, wie folgt an: „Zuerst will ich von Wagner als Komponisten sprechen. Wagner war ein sehr großer Stimmenführer (!), ein Komponist von großem Zuge. Ich kann nicht sagen, daß er stets schöne Harmonien gemacht hätte, sondern daß seine Harmonien stets voll und sonor klingen. Seine Kompositionen sind niemals leer oder uninteressant, denn wo z. B. die Melodie fehlt, dort füllt er die Stücke mit etwas anderem, z. B. Harmonien aus; wenn das eine leer ist, so ist das andere voll und groß. Als Stimmungsmaler ist Wagner sehr stark, obwohl er unter den großen Komponisten mit Bach die größte Ähnlichkeit hat (!). Der hatte mehr Stimmungen als Bach und war auch gebildeter; dennoch steht seine Musik an Vollheit und Festigkeit Bach am nächsten. Wagner war Klassiker und Romantiker zugleich. Daß er Klassiker war, kommt im Großartigen seiner Kompositionen zum Ausdruck; Romantiker war er in seinen Stimmungen.“

Nun wollte Erwin über einen modernen Opernkomponisten sprechen. Ich schlug ihm auf seine Aufforderung Bizet vor, da ich wußte, daß unter den Operndichtern Bizet sein Liebling ist.

„Bizet hat sehr ernste Melodien komponiert, ich meine damit aber nicht, daß seine Melodien düster oder zu ernst wären, sondern daß sie durchgedacht und genau überlegt sind. Von Schumann kann man dasselbe sagen, aber während seine Melodien lieblich-ernst und träumerisch sind, sind Bizets Melodien eher dramatisch. Bizet harmonisiert wunderbar (er gibt einige Beispiele an). Seine Musik ist überall schön und interessant, denn was in einer Richtung fehlt, das wird in einer anderen Richtung ersetzt, so wie bei Wagner, aber Bizet hat nicht so voll und so fest geschrieben wie Wagner."

„Bizet hat ernstere Musik gemacht als Verdi, hingegen ist Verdi inventiöser und melodiöser als Bizet. So findet man z. B. im ersten Akt der Traviata ausschließlich Arien, es kommt niemals ein Bruch vor, wo die Melodien aufhörten und etwas anderes an ihre Stelle käme. (Er holt den Klavierauszug der Traviata herbei und bestätigt es). Das Entgegengesetzte zeigt sich bei Wagner. Bei ihm treten viele Rezitative auf, was musikalisch zwar großartig und außerordentlich interessant ist, aber wenn ein Laie es hört, so sagt er, ach wie langweilig ist das. Bizets Melodien haben ferner einen größeren Wert als die von Verdi. Bei Verdi kommen alle Melodien aus dem Herzen, er schrieb sie genau so ab, wie sie kamen, und änderte daran nichts. Bizet hingegen überlegte erst, ob er etwas nicht in dieser oder in jener Weise besser ausdrücken könne, und so hat er oft auf Kosten der Schönheit der Melodie musikalisch Besseres und Edleres geschaffen."

Über die ganz modernen Komponisten wollte Erwin nicht reden; ihm gefallen sie nicht besonders, und darum wollte er auch kein Urteil über sie geben. Darauf sagte ich ihm, vielleicht könnte er doch etwas über Puccini sagen. „Gut, über Puccini, über den Quintenonkel, kann ich etwas sagen", und lachte dabei herzlich. „Puccini ist etwas bohèmeartig. Ich sage das nicht deshalb, weil er die Bohèmes komponiert hat (Leoncavallo hat es doch auch), sondern es macht auf mich wirklich einen solchen Eindruck. Wenn Puccini Invention hat, so ist sie stets sehr schön, reich und wundervoll, aber wo die Melodie fehlt, dort habe ich den Eindruck, als wenn er sagen wollte, gehen wir jetzt bummeln. Er wird mich hoffentlich wegen dieses Urteils nicht fordern.[1] Nicht in der Musik wird Puccini leichtsinnig, sondern in der Stimmung (z. B. im ersten Akt der Butterfly: Amore o grillo). Und die Quinten sind für die Länge doch zu langweilig. Wenn die Quintenparallelen wenigstens musikalisch schön wären, aber das sind sie sehr wenig. Sie kommen auch nicht aus dem Herzen."

„Von Mascagni kann ich zwar weniger, aber schöneres sagen. Seine Melodien sind wunderbar und tief, viel natürlicher als die meisten von Puccini, denn bei Puccini sind sie manchmal absichtlich gemacht, um modern zu erscheinen, bei Mascagni kommt das niemals vor. Auch seine Harmonien sind sehr schön und einfach, er schreibt nicht alles, was Richter und Rischbieter[2] verbieten", fügte er lachend hinzu.[3]

Charakteristisch für seine Beziehung zu den modernen Komponisten und bezeichnend dafür, wie bewußt, wie kritisch und wie besonnen er musikalische Dinge behandelt, mit welchen weit vorausblickenden Absichten er seine bevorstehende Entwicklung richten will, ist ganz besonders der folgende von ihm selbst kürzlich erzählte Fall.

„Ich habe vor ein paar Tagen einige Opern von Puccini gespielt und fand wunderbare Melodien darin, die ich mit großer Freude spielte. Puccini gefällt mir außerordentlich, seine Melodien sprechen zu meinem Herzen, und ich kann gegen seine Wirkung nichts tun. Aber sie gefallen nur meinem Herzen, nicht auch meinem Kopfe. Da nun

---

[1] Erwin kennt Puccini persönlich und steht recht gut mit ihm.

[2] Zwei bekannte Lehrbücher der Harmonielehre.

[3] Die Äußerungen beziehen sich selbstverständlich nur auf die Cavalleria rusticana.

seine Musik auf mich so stark wirkt, so ganz ohne meinen Willen, ohne daß ich es wollte (denn ich weiß ganz genau, daß sie nur auf meine Stimmung wirkt und das ist nicht genügend), so fürchte ich, wenn ich fortfahre Puccinis Musik zu spielen, an der ich so große Freude habe, allmählich unter den Einfluß Puccinis zu kommen und ähnlich wie er zu komponieren. Und das will ich nicht. Darum habe ich mit einem Male die Noten weggelegt und die einfachsten, leichtesten Stücke von Schumann vorgenommen (Album für die Jugend). Da habe ich gesehen, wie bei Schumann alles anders, wie tief und einfach da alles ist und daß ich von Schumann lernen muß."

Wieviel er von diesen Gedanken von anderen gehört hat, kann ich nicht feststellen; aber es ist erstaunlich, mit welcher Selbstverständlichkeit und Überzeugung er all dies erzählte, wie er seine Gedanken ordnete, wie er den einen aus dem anderen entwickelte, und wie er beim Gespräch mit sich selber diskutierte und die naheliegenden Entgegnungen sofort zu entkräften suchte (siehe Grieg). Auch daß er während des Urteilens länger nachdachte und ganz eigenartige Wortzusammenhänge bildete, bezeugt, daß er seine Urteile durchlebt und durchdacht hat.

Die Selbständigkeit seiner Urteilsbildung entspringt jedenfalls nur zum Teil aus selbständiger Durcharbeitung des Gehörten; den meisten seiner Aussprüche prägt ihr Inhalt den Stempel des eigenen auf. Dazu kommt noch seine ganze Verhaltungsweise bei solchen Gesprächen.

Alle Meinungen spricht er mit Bestimmtheit aus, und es ist die Bestimmtheit des besonnenen Denkers, dessen Urteil auf reiflicher Erwägung beruht, denn er überstürzt sich nicht, ist vorsichtig, hütet sich vor voreiligen Verallgemeinerungen, und sollte ihm ein gegebenes Urteil zu allgemein erscheinen, so schränkt er es nachträglich noch ein. Wo er befürchtet, sich nicht ganz klar ausgedrückt zu haben, erläutert er es. Zu verschiedenen Zeiten befragt, bleibt er sich stets treu und läßt sich durch abweichende

Äußerungen anderer nicht beirren. Beim Überlegen und Vergleichen operiert er stets mit seinen fertigen Sätzen über die einzelnen Komponisten.

Sein Urteil erschöpft sich nie in allgemeinen, wenig sagenden Wertbestimmungen, wie wir es bei kritisch schwach veranlagten Menschen finden, sondern er geht immer auf bestimmte spezielle Züge ein. Es sind das stets die wesentlichsten; niemals spricht er von Nebensächlichkeiten, was nicht wohl verständlich wäre, wenn er Gehörtes reproduzierte.

Seine Bemerkungen sind zuweilen ganz originell, gelegentlich auch überraschend (siehe bei Schumann und bei Wagner); wo er aber den geltenden Anschauungen zustimmt, drückt er sich doch anders aus, einfach und kindlich, und spricht Dinge aus, die Erwachsene scheuen, aus Furcht, trivial zu werden.

Ich habe einzelnes hervorgehoben; doch wird jeder aufmerksame Leser auch ohne diese Hinweise deutliche Merkmale genug der Selbständigkeit finden.

Es fragt sich nun, ob nach diesen Intelligenzleistungen Erwin für frühreif gehalten werden muß. Die Beantwortung dieser Frage hängt offenbar von der Definition der Frühreife ab. Verstehen wir mit Ostwald (Große Männer) unter einem frühreifen Kind ein solches, das das seiner Begabung am meisten entsprechende Gebiet bald entdeckt und auf diesem Gebiete frühzeitig schon solche Kenntnisse und Fertigkeiten erwirbt, die seine Altersgenossen nicht erwerben können, so müssen wir Erwin, wie überhaupt alle Kinder, die in ihrer Jugend auf einem intellektuellen oder technischen Gebiet etwas bemerkenswertes leisten oder gleichaltrigen Kindern gegenüber einen Vorsprung haben, als frühreif bezeichnen. Ich bin mit dieser Begriffsbestimmung nicht einverstanden. Ich würde diese Kinder nicht frühreif, sondern einfach speziell begabt nennen. Man wird es nicht passend finden können, von allen großen Musikern oder Künstlern z. B., deren künstlerische Begabung schon frühzeitig erwacht ist, zu sagen, sie seien als Kinder frühreif gewesen; es würde dies nicht dem Bilde entsprechen, das uns bei dem Worte frühreif vorschwebt.

Ebensowenig kann man von Frühreife sprechen, wenn ein Kind, wie Erwin, seinen allgemeinen geistigen Fähigkeiten nach um einige Jahre vorausgeeilt ist, wenn es Forderungen entspricht, die an ältere Kinder gestellt werden. Ein solches Kind ist vorentwickelt, aber nicht frühreif.

Als frühreif wollen wir ein Kind bezeichnen, das nicht bloß nach der intellektuellen Seite, sondern seinem ganzen geistigen Habitus nach einem viel älteren gleichgestellt werden muß, in seiner Lebensauffassung dem Erwachsenen nahe steht, seine Erfahrungen im praktischen Leben ähnlich verwertet wie ein Erwachsener. Einem solchen Kinde fehlt das ursprüngliche, naive Vertrauen, es ist nicht unmittelbar, schätzt das Kindliche gering, es glaubt sich in den Kampf stellen und im Leben bestimmte Haltung einnehmen zu müssen. Im frühreifen Kinde fehlt das Kind. Ein richtiger Erwachsener ist es auch nicht, denn es ist nicht natürlich entfaltet, dazu fehlt ihm das vorausgegangene, ungestörte Leben der Knospe. Ein frühreifes Kind braucht auch nicht begabt zu sein, denn mögen seine Intelligenzleistungen auch denen älterer Kinder entsprechen, so verlieren sie doch ihren Charakter und ihre Bedeutung als Begabungszeichen, da sie hinter dem zurückbleiben, was dem eben skizzierten Gesamthabitus nach auf intellektuellem Gebiete zu erwarten wäre.

Erwin ist ein Kind mit allem was drum und dran ist; ein aufgeweckter, lustiger, leutseliger, reizender Junge. Nach Überwindung der ersten Scheu, die er stets rasch abstreift, wird er freundlich, zutraulich, liebenswürdig; er bezaubert jeden, mit dem er nur kurze Zeit zusammen ist. Er ist von Grund aus ehrlich und aufrichtig; sagt offen alles, was er meint. Er ist schlagfertig, seine Antwort ist klug, verständig und geistreich. Er quält einen mit unzähligen Fragen, die beantwortet werden müssen, ob sie beantwortet werden können oder nicht. Er spielt wie Kinder spielen, macht Jungenstreiche und hat mächtig Spaß daran.

Nur bei einer flüchtigen Betrachtung, wobei man jeder Äußerung mit dem Bewußtsein gegenübersteht, einen Komponisten vor sich zu haben, kann man zuerst den Eindruck gewinnen, daß seine Gefühls- und Willensäußerungen mehr einem Älteren entsprächen. Eine genaue Beobachtung seines Gemüts- und Willenslebens belehrt uns jedoch, daß diese Betätigungen, falls sie überhaupt entwickelter sind als bei seinen Altersgenossen, es nur soweit sind, als sie zu seiner künstlerischen Tätigkeit in Beziehung stehen. Daß seine Gefühls- und besonders seine Willenstätigkeit durchweg differenzierter wäre, trifft nicht zu. Das schließt nicht aus, daß seine Willenskraft, wo es sich um musikalische Arbeit handelt, zu großen Leistungen fähig ist.

Oft sitzt er stundenlang am Klavier oder am Schreibtisch, wenn er seine Kompositionen in Noten setzen will. Zur Zeit, als er seine Ballade komponierte, konnte er erst sehr undeutlich Noten schreiben; ein nicht sehr musikalischer Gesanglehrer schrieb ihm das Stück nach Diktat auf. Das Kind saß am Klavier und mußte die einzelnen Takte wegen der Unbeholfenheit des Lehrers mehrmals vorspielen und außerdem auch noch die Abschrift korrigieren. Das war eine sehr mühsame Arbeit und ich war überrascht, wie ein so kleines Kind — er war nämlich zu dieser Zeit kaum 6 Jahre alt — so starken Willen und so zähen Eifer haben kann. Und als er etwas später seine Kompositionen selbst in Noten setzte, waren seine Willenskraft und Geduld nicht weniger bewundernswert.

Wenn wir aber die Sache näher betrachten und für diese außerordentliche Kraftleistung einen zureichenden Grund suchen, so finden wir, daß zwischen diesem Willensdrang und dem natürlichen Betätigungsdrang der Kinder, welcher in den verschiedenen Kinderspielen seinen deutlichsten Ausdruck findet, wohl der Gattung nach kein Unterschied besteht. Die erstaunliche Geduld und die Konzentration der Aufmerksamkeit beim Zerreißen von Papier, beim Zerpflücken von Blumen, beim Zerlegen von Mechanismen, beim Bauen mit Holzklötzchen, bei den verschiedensten Geduldspielen[1] stimmt mit dem Verhalten Erwins beim Komponieren recht gut überein. Wie Kinder beim Spielen, so hat auch Erwin beim Komponieren Freude daran, etwas zu vollenden, Schwierigkeiten zu lösen, Arbeit zu Ende zu führen; er faßt das Komponieren nicht als eine Pflicht, als eine mühsame Arbeit auf, sondern es macht ihm ebensolches Vergnügen, als die plastischen oder bildenden Nachahmungsspiele (wie etwa das Zeichnen, Modellieren) oder andere schöpferische Spiele anderen Kindern. Es zeigt sich also wieder, daß man trotz seiner großen Willenskraft nicht einmal diese Seite seines Seelenlebens als vorentwickelt anzusehen braucht.

Anhang.

Es wird manchen interessieren, wenn ich hier Erwins zeichnerische Leistungen mitteile, die wohl als Argument dafür gelten können, daß er nicht in allen Äußerungen der kindlichen Seele als vorentwickelt angesehen werden kann, es scheint sogar, daß er in diesen Leistungen seine normal begabten Altersgenossen nicht einmal einholt.[2] Besonders die im vorigen Jahre gezeichneten Bilder weisen darauf hin (Taf. IV). Es ist auch sehr instruktiv und belustigend zugleich, die Zeichnungen und Kompositionen nebeneinander zu halten. Welche unermeßlichen Begabungsunterschiede!

Auf Tafel I gebe ich zunächst fünf spontane Zeich-

[1] K. Groos, Die Spiele der Menschen. Jena, 1899.

[2] Vgl. dazu E. Barnes, A study on children's drawings. Pedagogical Seminary, 1893; H. T. Lukens, A study on children's drawings in the early years. Ebenda, 1896; S. Levinstein, Kinderzeichnungen bis zum 14. Lebensjahr. Leipzig, 1905; L. Nagy, Beitr. zur Psychologie der Kinderzeichnungen. Budapest, 1906 (ungarisch); J. Sully, Studies of childhood. London, 1895.

nungen. Die dargestellten Sujets waren: 1. Mann, 2. Frau, 3. Hund, 4. Kuh, 5. Baum. Die Zeichnungen der Tafel II sind nach Vorlagen angefertigt worden. Die Vorlagen waren: 1. Quadrat, 2. Dreieck, 3. Rhombus, 4. Trapez, 5. Sechseck. Die Tafel III enthält Zeichnungen, die nach Modellen gezeichnet worden sind. Vorgelegt wurden die folgenden Objekte: 1. Tisch, 2. Stuhl, 3. Würfel, 4. Zylinder aus Pappe. Die Tafel IV gibt endlich ein Bild von Erwins vorjähriger Leistungsfähigkeit. Die Figur 1 soll ein gutgelungenes Porträt sein, 2. ein Zylinder, 3. ein Tisch und 4. ein Würfel, nach Vorlage gezeichnet. Die Zeichnungen der drei ersten Tafeln stammen aus seinem achten, die der vierten Tafel aus seinem elften Lebensjahre.

Was bei solchen Kinderzeichnungen charakteristisch ist, hat Katz[1] durch den Satz ausgedrückt, daß „das Kind nicht das wiedergibt, was es wahrnimmt, als vielmehr das, was es von dem wahrgenommenen Gegenstand weiß". Diese Eigentümlichkeit des kindlichen Zeichnens, daß das Kind in seinen Zeichnungen seine Kenntnisse über die Dinge aufzählt, zeigt sich schon bei den zweidimensionalen Gebilden und kommt bei den dreidimensionalen erst recht zum Ausdruck. Als gutes Beispiel können die Kuh (Taf. I), der Tisch und der Zylinder (Taf. IV) gelten, dann ein Haus, bei dem außer der Fassade auch noch die Kellerräume abgebildet wurden (nicht mitgeteilt), ferner der Tisch (Taf. III), der allerdings nur mit zwei Beinen dargestellt ist, dafür aber bei der Platte unter Vernachlässigung der Perspektive die objektiven Dimensionsverhältnisse stark betont zeigt. Bei den Zeichnungen 3 und 4 der Tabelle III kam es zu einem Kompromiß zwischen der Meinung (Husserl) von dem Körper (was sich nämlich objektiv am Körper findet) und zwischen dem, was das Kind unmittelbar wahrnimmt (s. Katz, S. 247). Beim Würfel I sind die objektiven Dimen-

---

[1] D. Katz, Ein Beitrag zur Kenntnis der Kinderzeichnungen. Zeitschr. f. Psychologie, Bd. 41, S. 241.

Zeichnungen aus dem Jahre 1910.

Tafel I. **Spontane Zeichnungen.**

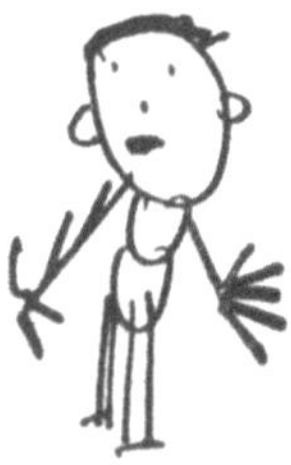

1

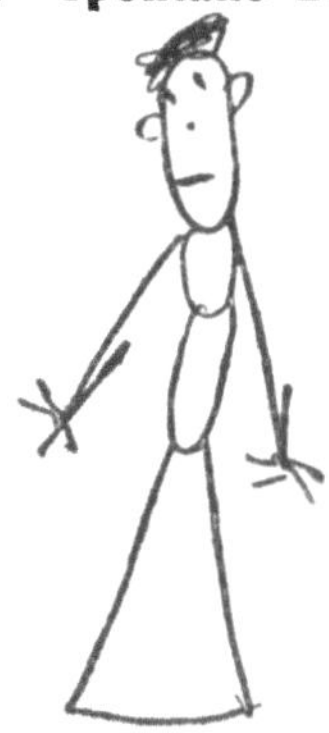

2

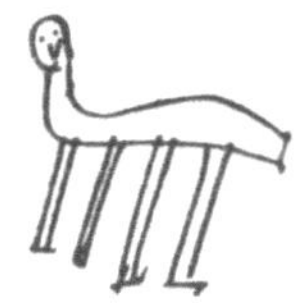

3

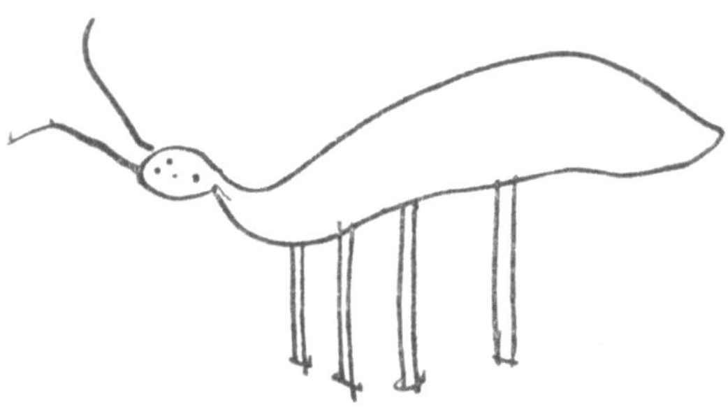

4

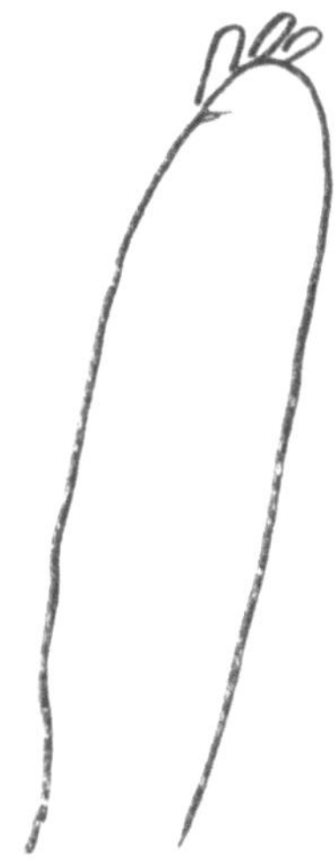

5

Tafel II. **Zeichnungen nach Vorlagen.**

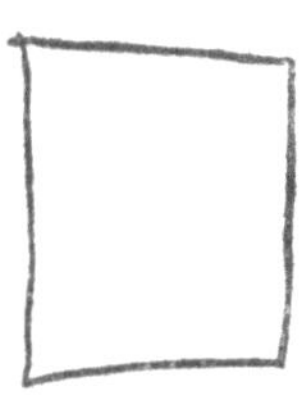

1

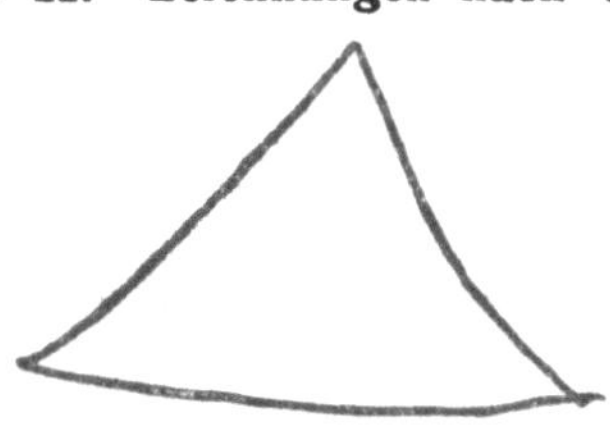

2

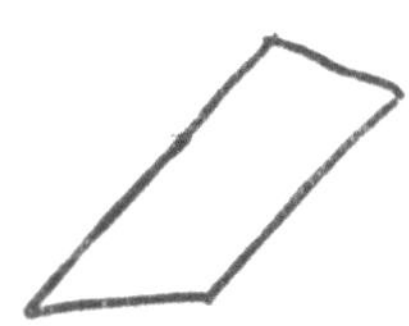

3 I

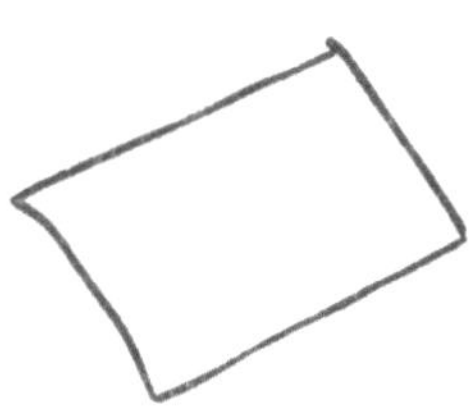

3 II

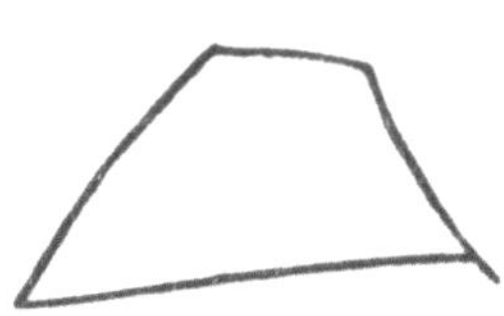

4

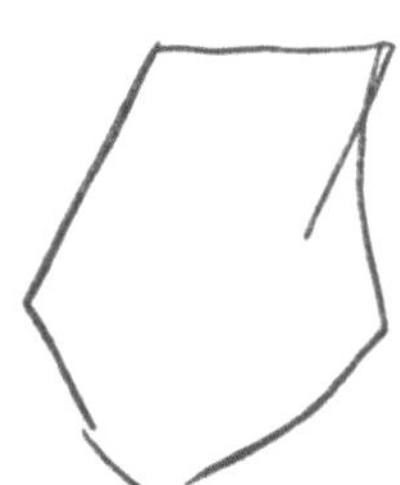

5

Tafel III. **Zeichnungen nach Modellen.**

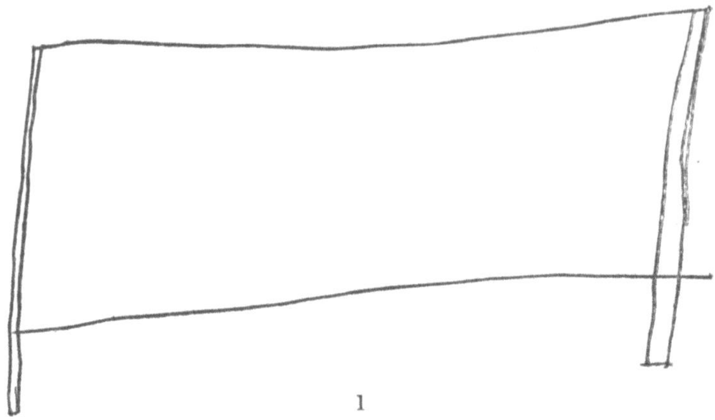

1

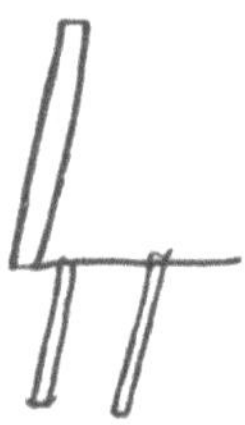

2 I

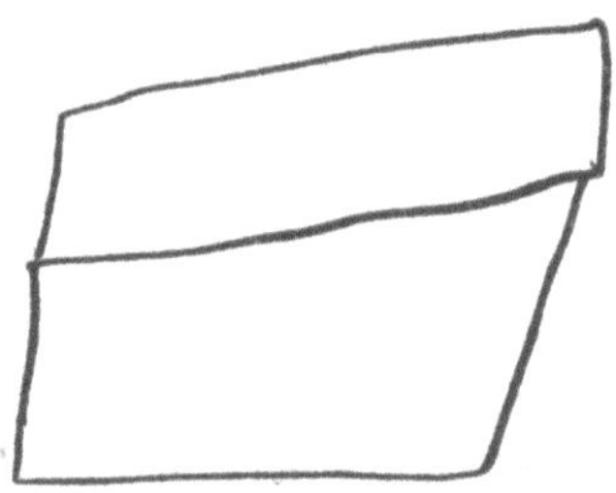

3 I

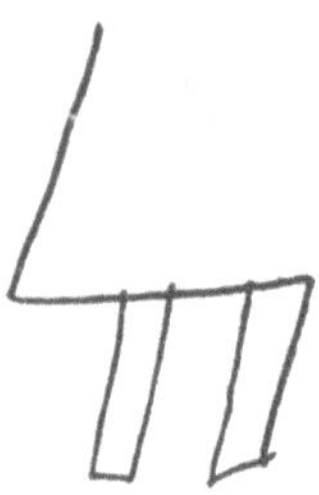

2 II

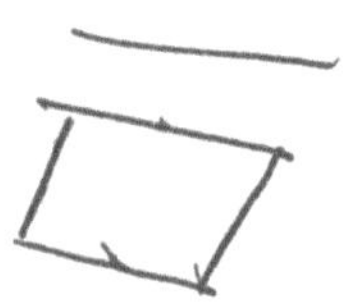

3 II

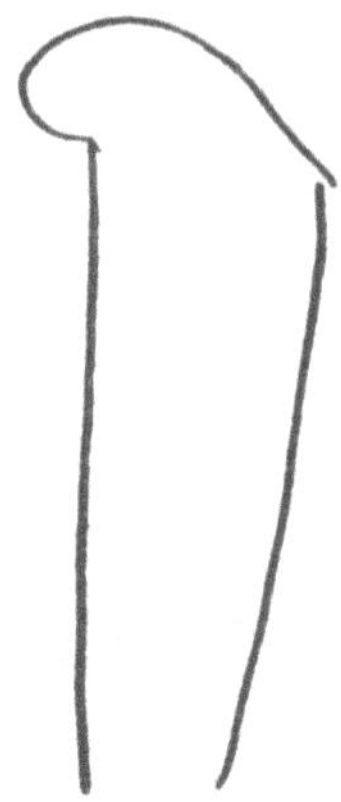

4 I

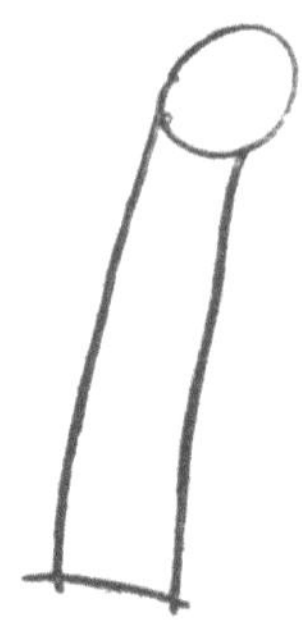

4 II

Tafel IV. **Zeichnungen aus dem Jahre 1913.**

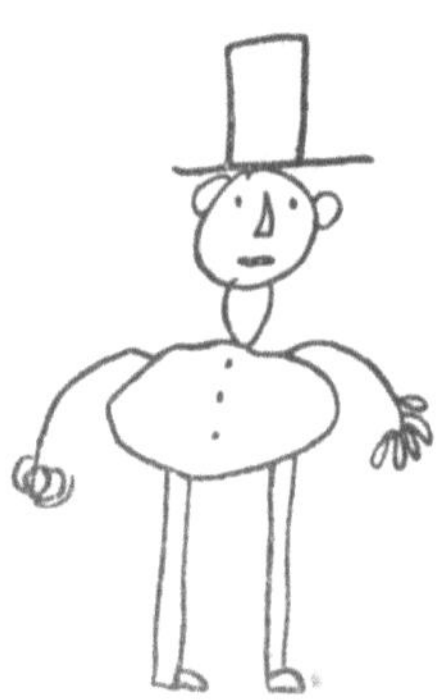

1

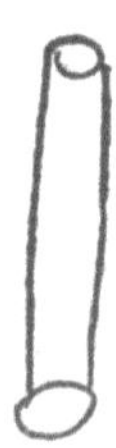

2

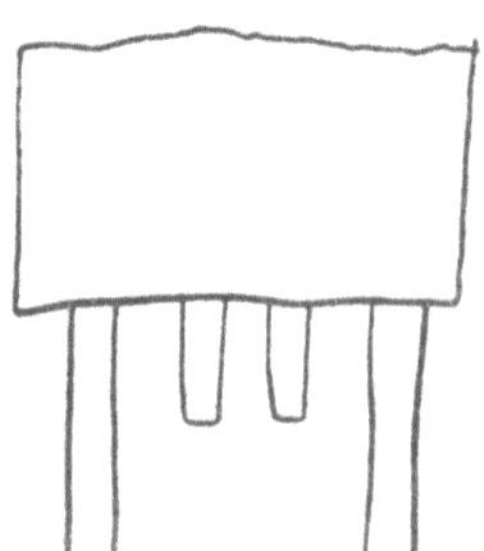

3

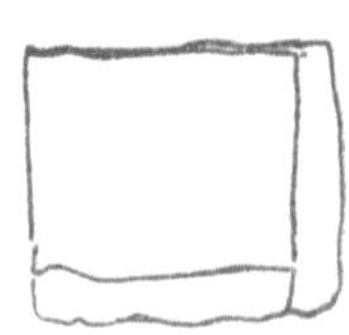

4

sionsverhältnisse und die objektive Lage des Deckels berücksichtigt worden. Beim Würfel II wurde der Wahrnehmungsinhalt noch mehr überschritten, denn die obere Fläche ist einfach mit einer parallelen Linie angedeutet. Bei der Darstellung des Zylinders ist das Wissen, daß der Deckel kreisförmig ist, durch einen Kreis ausgedrückt, der erlebte Wahrnehmungskomplex hingegen dadurch, daß Erwin nur einen Kreis und eine scharf abgeschnittene Basis gezeichnet hat. Die letzteren Zeichnungen weisen darauf hin, daß sich Erwin im Gegensatz zu dem Zeichner von Katz bei der Zeichnung vorgelegter Gegenstände mehr auf das naive Erleben, auf die unmittelbare Wahrnehmung als auf die objektiven Verhältnisse stützt, daß ihn mehr die Erscheinung als das Wissen leitet, was mit seiner Künstlernatur wohl im Einklang steht.

---

6. Untersuchung der elementaren akustischen und musikalischen Fähigkeiten.

Wir kommen nun zu dem eigentlichen Thema unserer Arbeit, zu der Besprechung von Erwins musikalischen und akustischen Fähigkeiten. Ich habe getrachtet, soweit es überhaupt möglich ist, diese Eigenschaften mit experimentellen Methoden zu prüfen, um quantitative Bestimmungen von Leistungen vornehmen zu können, die beim rein beobachtenden Verfahren so gut wie ausgeschlossen sind. Solche Methoden anzuwenden halte ich besonders deshalb für angebracht, weil ich hoffe, daß uns die Zukunft, wenn ähnliche Fälle in ähnlicher Weise untersucht werden, mit einer vergleichenden Studie über hochbegabte junge Musiker beschenken wird, was für die Lösung prinzipieller Fragen und für die Erkenntnis der bestimmenden Einflüsse während der Entwicklung eine unerläßliche Forderung ist.

Absolutes Gehör.

Schon bei der ersten Begegnung stellte sich heraus, daß Erwin absolutes Gehör hat. Er konnte einen am Klavier angeschlagenen Ton unmittelbar mit seinem musikalischen Namen bezeichnen. Er besaß auch die Fähigkeit, auf Geheiß einen bestimmten Ton zu singen. Um bei der Prüfung seines absoluten Gehörs Intervallurteile völlig auszuschließen, habe ich die einzeln dargebotenen Töne durch Pausen oder durch sinnlose Mehrklänge von einander getrennt.

Erwins absolutes Gehör beruht, wie das bei der feiner ausgebildeten Form des absoluten Gehörs stets der Fall ist, auf der Erkennung der Tonqualitäten.[1] Die Tonurteile wurden in der Regel sehr rasch, ohne Besinnen und subjektiv sicher abgegeben. Der Name des dargebotenen Tones wurde unmittelbar reproduziert, eine gesangliche Transposition des Tones in eine gebräuchlichere mittlere Oktave nahm er bei der Beurteilung hoher und tiefer Töne niemals zu Hilfe, wenigstens konnte ich, obwohl ich darauf besonders achtete, niemals etwas derartiges bemerken.

Es ist bekannt, daß das absolute Gehör bei verschiedenen Menschen sehr verschieden entwickelt ist. Es zeigen sich bekanntlich vor allem Unterschiede nach der Größe des Tongebietes, worauf sich das absolute Gehör erstreckt. So begegnen wir Menschen, deren absolutes Gehör nahezu das ganze musikalische Tongebiet umfaßt; ein solches Gehör nenne ich totales absolutes Gehör. Dann treffen wir solche, die nur in einem Teil des Tongebietes absolute Tonurteile

---

[1] Näheres darüber in meiner „Grundlegung der Tonpsychologie“, Leipzig 1913, S. 90ff., und in meiner Abhandlung „Über die beiden Arten des absoluten Gehörs“, Zeitschrift der intern. Musikgesellschaft. Jahrg. 14. 1913. S. 130ff.

Die richtige Erkennung der Tonhöhe (Oktavenlage) des gegebenen Tones zeigte sich darin, daß E. niemals Fehler in der Oktavenbezeichnung bei der Angabe des Index beging. Vgl. dazu noch Liebermann und Révész, Experimentelle Beiträge zur Orthosymphonie usf. Zeitschr. f. Psychologie, Bd. 63. S. 310ff.

abgeben können, diese beschränkte Fähigkeit bezeichne ich als regionäres absolutes Gehör.[1]

Ich konnte nun nachweisen, daß Erwins absolutes Gehör ein totales ist und daß es sich auf einen so großen Tonbereich erstreckt, daß es kaum von jemand überschritten worden ist.

Um das absolute Gehör Erwins mit dem anderer vergleichen zu können, habe ich ihm in einer Versuchsreihe genau dieselben Töne auf demselben Instrument (Klavier) dargeboten, die Stumpf bei seinen Versuchen über das absolute Gehör angewendet hat.[2] Die Töne waren der Region von C_1 bis H_1, a bis gis^1 und g^3 bis fis^4 entnommen. Die Gesamtzahl der dargebotenen Töne war bei meinen Versuchen in jeder Region 13.

Es ergab sich, daß in der Tiefe, zwischen C_1 und H_1 11 richtige Urteile auf 13, in der Mitte zwischen a und gis^1 13 auf 13 und in der Höhe zwischen g^3 und fis^4 13 auf 13 Urteile fielen.

Die günstigsten Versuchsreihen von Stumpfs Beobachtern haben als Verhältniszahlen folgende Werte geliefert:

	Tiefe	Mitte	Höhe
Popper	10 auf 13	13 auf 13	12 auf 13
Stumpf	8 „ 13	13 „ 13	6 „ 13
Schenkl	2 „ 8	8 „ 10	6 „ 12
Sladek	3 „ 7	6 „ 10	2 „ 13

Erwin gab also mehr richtige Urteile als die Beobachter Stumpfs. Aber auch ein anderer ob seines absoluten Gehörs in der Fachliteratur bekannter Beobachter, O. Abraham, wird von Erwin vielleicht noch übertroffen. Abraham hat nämlich bei der Beurteilung der zwischen C_1 und H_1 liegenden Töne — er gab in dieser Region 30—80% falsche Urteile[3] — nicht so gute Resultate gegeben wie Erwin.

[1] Vgl. meine „Grundlegung der Tonpsychologie“, S. 100.

[2] C. Stumpf, Tonpsychologie, Bd. I. Leipzig 1883, S. 310, und Bd. II. 1890, S. 369, Fußnote 1.

[3] O. Abraham, Das absolute Tonbewußtsein. Sammelbände der intern. Musikgesellschaft. 1901.

Um von der Feinheit des absoluten Gehörs Erwins ein genaueres Bild zu bekommen, um im besonderen zu erfahren, wie fest die einzelnen Tonqualitäten bei ihm bestimmt sind, habe ich von ihm an Sternschen Tonvariatoren[1] Töne von bestimmter Qualität und Höhe einstellen lassen. Trotzdem das Kind während dieser Versuche, die sein Interesse selbstverständlich nicht erregen konnten, unaufmerksam war, waren doch die nach der Herstellungsmethode gewonnenen Einstellungen sehr zufriedenstellend.

Als a^1 wurde ein Ton von der Schwingungszahl 448,
„ a^2 „ „ „ „ „ „ 895,
„ e^1 „ „ „ „ „ „ 333,
„ h^2 „ „ „ „ „ „ 982
eingestellt.

Auffällig ist bei diesen Versuchen, daß die den geforderten Tönen entsprechenden Schwingungszahlen mit denen der internationalen Stimmung nicht übereinzustimmen scheinen; doch waren diese Versuche nicht in meinem Laboratorium gemacht und ich hatte zur Eichung der Pfeifen leider keine Gelegenheit. Auch entsprechen die Tonhöhen der benutzten Klaviere nicht immer der internationalen Stimmung; da nun die Namen der Töne mit den gehörten Tönen assoziiert sind, so würden die Angaben auch nicht vollkommen mit der internationalen Stimmung übereinstimmen. Indes kommt es für unsere Frage auf diese Übereinstimmung gar nicht an, uns interessiert vielmehr der Feinheitsgrad, womit Erwin die absoluten Höhen einstellt. Für die Konstanz der Einstellungen und damit für den Feinheitsgrad des absoluten Gehörs ist nur die Streuungsgröße der Einstellungen maßgebend. Diese aber ist bei Erwin, zumal wenn man seine Jugend und den Mangel an Übung berücksichtigt, sehr gering, denn bei a^1 betrug der mittlere Fehler bei $n = 10 \pm 1$, bei a^2 ± 5 und bei e^1 ± 2 Schwingungen. Eine Gewähr für die Richtigkeit der Einstellungen

[1] Apparat zur Herstellung einer kontinuierlichen Tonreihe.

liefert noch der Umstand, daß die eingestellten Töne im richtigen Intervallverhältnis stehen.

Zu den Bedingungen, von welchen die Erkennung der Tonqualität abhängt, gehört außer der Tonregion vorzugsweise die Klangfarbe. Es gibt nämlich unter den Menschen mit absolutem Gehör nur wenige, die mit einem von der Klangfarbe unabhängigen absoluten Gehör ausgezeichnet wären; die meisten haben nur für einzelne Klangfarben eine sichere Tonerkennung.

Ich konnte mit Erwin über diese interessante Frage aus äußeren Gründen zwar nur wenige Versuche anstellen, es ließ sich aber dennoch mit Sicherheit feststellen, daß bei Erwin eine Abhängigkeit des absoluten Gehörs von der Klangfarbe nicht besteht. Die Einteilung der Klänge in erkennbare und nichterkennbare, wie sie v. Kries für sein eigenes Gehör aufgestellt hat, besteht in unserem Falle nicht.[1]

Meine Versuche haben erwiesen, daß Erwin Töne der Streichinstrumente der Qualität wie der Oktavenlage nach erkennt. Mit derselben Sicherheit beurteilt er Glocken- und Gläsertöne, ferner gepfiffene Töne und Töne von hohen Pfeifen wie Automobilpfeifen und schrillen Signalpfeifen.

Keiner merkbaren Zeit oder Überlegung bedurfte selbst die Beurteilung der Gesangtöne. In verschiedenen Höhen dargebotene Töne von Baß-, Tenor- und Sopranstimmen bestimmte er richtig und ebenso gut Töne, die er selbst sang oder pfiff.

Auch mit Blasinstrumenten habe ich Versuche angestellt. Ich ließ ihm Töne der folgenden Instrumente darbieten: Klarinette, Bassethorn,[2] Baßklarinette; Oboe, Englischhorn; Fagott, Kontrafagott; Trompete, Waldhorn und Posaune. Die dargebotenen Töne wurden aus dem ganzen

---

[1] J. v. Kries, Über das absolute Gehör. Zeitschr. f. Psychologie und Physiologie der Sinnesorgane. Bd. 3, S. 257 ff.

[2] Den tiefsten Ton des Bassethorns, das F, hat er richtig erkannt.

Tonumfang der betreffenden Instrumente genommen. Auf die objektive Richtigkeit und auf die Erkennungszeit der absoluten Tonurteile haben all die verschiedenen Klangfarben dieser Instrumente keinen merkbaren Einfluß ausgeübt.

Durch alle diese Versuche ist also festgestellt worden, daß Erwin mit einem von der Klangfarbe gänzlich unabhängigen totalen absoluten Gehör ausgestattet ist. —

Vor einiger Zeit ereignete sich ein für Erwins absolutes Gehör sehr charakteristischer Fall, der wegen seiner allgemeinen Bedeutung erwähnt zu werden verdient, denn er illustriert eine zwar bekannte, aber selten hervorgehobene Schwierigkeit, mit der Leute von absolutem Gehör gelegentlich zu kämpfen haben.

Ich ging einmal mit Erwin zu einer befreundeten Familie. Kaum traten wir in das Musikzimmer ein, als Erwin sofort ans Klavier ging und einige Akkorde anschlug. „Das Klavier ist falsch", rief er aus, „es ist um einen halben Ton zu tief gestimmt. Man kann darauf wirklich nicht spielen." Das verstimmte Klavier mußte ihm aber doch großen Spaß machen, denn er schlug noch mehrere Akkorde an und bestimmte bei jedem die Tonart. — Ich forderte ihn nun auf, uns etwas vorzuspielen. Er fing ein in C-Dur geschriebenes Stück von Bach zu spielen an. Obwohl ihn der Umstand, daß das Tonstück infolge der Verstimmung in H-Dur klang, sichtlich störte, spielte er es doch weiter. Zuerst ging es auch leidlich, doch plötzlich blieb er stecken, und während die eine Hand noch richtig weiter spielte, griff die andere unwillkürlich zu den Cis-Dur-Tasten. Er korrigierte sich sofort und führte das Stück mit Unwillen zu Ende. Nachher versuchte er ein Präludium in G-Dur von Bach vorzutragen. Das gelang ihm aber noch schlechter. Ich empfahl ihm, das Präludium einfach nach As-Dur zu transponieren, um es wenigstens in der richtigen Tonart, in G-Dur, zu hören. Er versuchte es auch, aber es gelang ihm nicht. Auch andere Stücke, die er sonst in allen Tonarten fehlerfrei und mit der größten

Leichtigkeit transponierte, konnte er auf diesem verstimmten Klavier nur mit großer Mühe und doch nicht fehlerlos spielen.

Die Erscheinung bedarf für den Musiker keiner Erklärung. Es sei daher nur kurz bemerkt, daß jeder angeschlagene Ton eine Enttäuschung bringt, da der Spieler ja stets erwartet, daß die Tonwahrnehmung mit der durch die Noten erweckten Tonvorstellung zusammenfallen werde; anstatt dessen wird er nun bei jedem Ton genarrt. Versucht er aber zu transponieren, so stellt er sich so ein, daß durch die Noten die Vorstellungen von erhöhten Tönen erweckt werden. Nun greift er diesen „verschobenen" Vorstellungen entsprechend, erwartet, wenn er die Note c spielt, cis zu hören, und wird ebenso enttäuscht wie vorher, da nun c statt cis erklingt.

O. Abraham teilt in seiner Abhandlung über das absolute Tonbewußtsein Ähnliches mit.[1] Eine mit absolutem Gehör begabte Dame wollte den ersten Satz der Cis-Moll-Sonate von Beethoven auf einem bedeutend zu tief gestimmten Klavier spielen. Sie konnte dieses vollkommene Stimmungsbild, zu dessen Charakteristik in ihrer Vorstellung das Cis-Moll gehört, in C-Moll nicht anhören. Sie spielte es also in der Originaltonart, wiewohl sie dabei große technische Schwierigkeiten überwinden mußte.

Bei Erwin trat die Behinderung durch das absolute Gehör noch interessanter hervor, als ich ihn aufforderte, etwas auf dem verstimmten Klavier zu improvisieren. Er fing wiederholt an, es gelang ihm aber niemals. Nach einigen mißlungenen Versuchen mußte er es gänzlich aufgeben.

Mit ähnlichen Schwierigkeiten muß der mit absolutem Gehör begabte Sänger kämpfen, wenn er ein Stück höher oder tiefer singen soll, während Sänger, die kein absolutes Gehör haben und die sich nur nach den Intervallen richten

---

[1] A. a. O., S. 78—79.

können, ohne Schwierigkeit alles heruntersingen. Und aus derselben Ursache wird es sogar einem Sänger mit absolutem Gehör oft ganz unmöglich, in einem a capella-Chor mitzuwirken, denn er kann den kleinen Tonhöhenverschiebungen, die während des Gesanges unabsichtlich auftreten, nicht folgen.[1]

Intervallerkennung.

Eine weitere Aufgabe bestand darin, das relative Gehör Erwins zu untersuchen. Es stellte sich sehr bald heraus, daß Erwin alle musikalischen Intervalle ohne weiteres erkennt und mit ihren musikalischen Namen bezeichnet. Um die Feinheit seines relativen Gehörs richtig beurteilen zu können, habe ich ihn aufgefordert, auf einem Tonvariator zu dem Ton von der Schwingungszahl 450 die große Sekunde, die große Terz, die Quarte, Quinte und Oktave aufzusuchen. Er ordnete dem Ton von der Schwingungszahl 450 zu: als successive gr. Sekunde den Ton 508 (für 506,2 = gr. Ganzton oder 505,1 = temper. Ganzton), als succ. gr. Terz 567 (für 562,5), als succ. Quart 600 (für 600), als succ. Quint 677 (für 675) und als succ. Oktave 900 (für 900). —

Analyse von Mehrklängen.

Ich ging nun zu der Untersuchung der Fähigkeit über, Mehrklänge zu erkennen und zu analysieren, d. h. in ihre Komponenten zu zerlegen.

In den ersten Versuchen habe ich Dreiklänge und andere Zusammenklänge aus drei Tönen, vor allem die Stammakkorde der verschiedenen Tonarten und deren Umkehrungen, ferner alterierte Akkorde dargeboten. Diese Versuche wurden

---

[1] Als Erwin noch ganz klein war, zog er sich einmal eine Halsentzündung zu. Man rief den Arzt. Dieser kam, ging zu dem Kinde und bat es, laut „a“ zu sagen. Erwin rief darauf plötzlich aus: „cis!“ Der Arzt verstand nicht sofort, was Erwin damit wollte, fragte ihn also, weshalb er nicht „a“ sagen wolle. „Das war doch kein a, was Sie gesungen haben, sondern ein cis“, erwiderte Erwin.

angestellt, um Erwins Fähigkeit im Erkennen der Akkorde hinsichtlich ihres Tongeschlechts und ihrer Tonart zu prüfen.

Erwin benannte die gegebenen Dreiklänge in der Mehrzahl der Fälle mit ihren musikalischen Namen, es kam aber auch vor, daß er statt des Namens ihre Komponenten angab. Aus diesem Umstande darf aber nicht geschlossen werden, daß die Komponenten durch eine Zerlegung des Dreiklanges gewonnen wurden. Er bezeichnete nämlich denselben Akkord bald mit seinem Namen, bald mit seinen Komponenten. Forderte ich ihn auf, die Akkorde nur mit ihrem Namen zu benennen, so tat er dies, ohne daß sich dadurch die Reproduktionszeit verlängert hätte. Von einem Heraushören der Komponenten kann schon deshalb nicht die Rede sein, weil die Urteilszeit so kurz war, daß sie nur die Erkennungszeit und die für das Hersagen erforderliche motorische Zeit enthalten konnte. Erwin erkannte also den Dreiklang auf Grund seines charakteristischen Gesamteindruckes, und damit waren ohne weiteres die Komponenten gegeben.

Die eben beschriebenen Versuche bezogen sich nur auf das Tongebiet zwischen C und a^4. Die Beurteilung von Dreiklängen in der Tiefe, zwischen H_1 und H_2, war weit unsicherer, ja es mißlang ihm sogar öfters, Dreiklänge überhaupt als solche zu beurteilen, er faßte sie vielmehr als komplizierte dissonante Mehrklänge auf und gab zuweilen eine ganze Anzahl vermutlich gehörter Töne an, worunter sich allerdings auch die tatsächlich gegebenen Töne befanden. Für den Musiker bedarf es keiner Erörterung, daß Versuche in der Tiefe ohne eigens darauf gerichtete Übung wohl stets zu solchem Ergebnis führen werden, zumal wenn die Akkorde nicht auf einem ganz besonders guten Instrument gegeben werden. Allerdings kam es auch in dieser Region vor, daß Akkorde ganz richtig erkannt wurden, wie z. B. die Dreiklänge $\overparen{Es_1 G_1 B_1}$, $\overparen{D_1 Fis_1 A_1}$ u. a. m. — Wandte ich zur Kontrolle die schönen, wohlkonturierten

Töne eines Steinway-Flügels an, dann erhielt ich auch bessere Resultate.

In weiteren Versuchen habe ich gebräuchlichere dissonante Zusammenklänge von mehr als 3 Tönen (Septimen- und Nonenakkorde und deren Umkehrungen) vorgeführt und mich überzeugt, daß Erwin sie erkennt und richtig bezeichnet, sie auch ohne Schwierigkeit in ihre Komponenten zerlegt. Die Urteile folgten nach kurz angeschlagenen Mehrklängen sofort, ohne Nachsinnen und mit absoluter Sicherheit. Es ist für die Leistungsfähigkeit des Jungen besonders charakteristisch, daß er bei diesen Versuchen stets überlegen lächelte; die gestellten Aufgaben waren für ihn so leicht, daß er sie nicht ernst nahm.

Endlich wollte ich die Grenzen seiner Leistungsfähigkeit in der Analyse ermitteln. Ich bot ihm zu diesem Behufe ganz ungewohnte, ungebräuchliche, in hohem Grade dissonant klingende Tonkombinationen dar; manche darunter streiften an Geräusche. In der Mehrzahl der Fälle wurden dabei die Mehrklänge kurz angeschlagen, in manchen Fällen wurden sie so lange ausgehalten, bis Erwin sein Urteil abgab. In den letzteren Fällen konnte sich also die Analyse auf Grund des unmittelbaren Eindruckes vollziehen. Sonst konnte sich die Zerlegung nicht ganz auf das Heraus h ö r e n der Teilinhalte, sondern zumeist nur auf das primäre Gedächtnis gründen, es mußte der verklungene Mehrklang so lange in der Vorstellung festgehalten werden, bis die Analyse erfolgt war. Es kam aber zuweilen auch vor, daß das Urteil so spät nach der Darbietung der zu analysierenden Mehrklänge erfolgte (manchmal über 7 Sekunden), daß die Analyse schon nicht mehr mit Hilfe des primären Gedächtnisses, sondern nur auf Grund der Reproduktion vorangehender Wahrnehmungen erfolgen konnte. Ob in diesen Fällen die Elemente der Gehörswahrnehmungen einzeln reproduziert wurden, oder ob das Urteil auf Grund des reproduzierten Gesamteindruckes der Mehrklänge gewonnen wurde, ist eine Frage, deren sichere Beantwortung eine besondere

Untersuchung erfordern würde, obschon es von vornherein so gut wie ausgeschlossen ist, daß so sinnlose und wirre Tonkombinationen überhaupt einen Gesamteindruck von individuellem Gepräge erzeugen sollten.

Es muß hervorgehoben werden, daß dann, wenn die dargebotenen Tonkomplexe sehr kompliziert waren oder aus einer großen Anzahl von Tönen bestanden, die Analyse in der Weise geschah, daß Erwin den Mehrklang in einzelne — meistens zwei — Abschnitte zergliederte und sich jeden Abschnitt einzeln zu vergegenwärtigen suchte. Ich schließe das daraus, daß er, bevor er das Urteil abgab, sehr oft mit der rechten oder linken Hand die den einzelnen Abschnitten entsprechenden Fingerstellungen nachahmte, und beim Hersagen der einzelnen Töne an einer Stelle stets eine Pause eintreten ließ. Im übrigen erfolgte die Benennung der Töne rasch nacheinander und von unten nach oben.

Bei diesen Versuchen hat Erwin Erstaunliches, wohl kaum jemals erreichtes geleistet. Um die Leistungsfähigkeit des Kindes mit der einiger durch besonders feines Gehör ausgezeichneten Musiker vergleichen zu können, habe ich zunächst die Versuche, die Stumpf mit dem ausgezeichneten Cellisten David Popper angestellt hat,[1] mit Erwin wiederholt.

Stumpf hat seinem Beobachter die folgenden 5 schwierigen Mehrklänge dargeboten, und zwar jeden Mehrklang nur einmal kurz am Klavier angeschlagen.

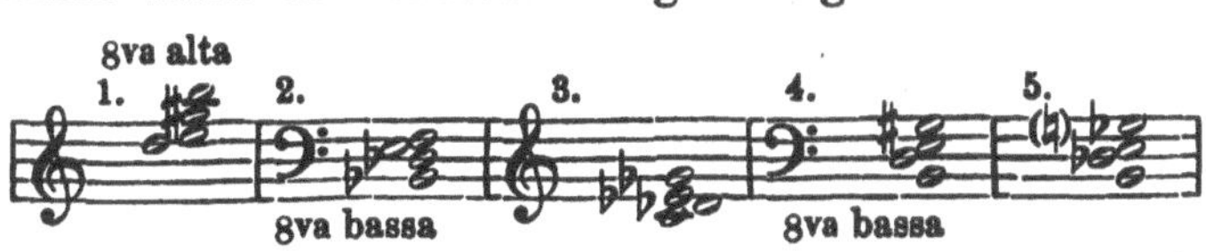

Popper gelang die Analyse des Mehrklanges 1 nicht, beim Mehrklang 2 konnte er nur den höchsten Ton angeben. Die Mehrklänge 3 und 4 sind richtig analysiert worden, beim Mehrklang 5 wurde jedoch der tiefste Ton nicht angegeben.

[1] Stumpf, Tonpsychologie, Bd. II. S. 369.

Ich bot nun diese Zusammenklänge unter denselben Versuchsbedingungen Erwin dar. Die Töne des Mehrklanges 1, 3, 4 und 5 wurden von ihm richtig analysiert. Die Zerlegung des Mehrklanges 2 gelang auch bis auf einen Ton, er hörte nämlich den tiefsten Ton B_1 nicht heraus. Als ich aber seine Aufmerksamkeit anspornte, gab er auch diesen Ton an. Überhaupt konnte ich es durch Anregung der Aufmerksamkeit bei Erwin fast immer erreichen, daß er tiefe Töne, die er anfänglich nicht beachtete, herauszuhören vermochte.

Hervorheben muß ich noch, daß Erwin beim Mehrklang 4 außer den tatsächlich gegebenen Tönen noch ein dis zu hören glaubte; er gab h d dis e gis an. Auf diese Abweichung muß ich noch etwas näher eingehen.

Es kam nämlich mitunter vor, daß Erwin bei der Zerlegung dissonanter Mehrklänge eine größere Zahl von Tönen angab, als darin tatsächlich vorhanden waren. Diese Unregelmäßigkeiten zerfallen in zwei Gruppen.

1. Es wird ein Ton doppelt angegeben, d. h. die höhere Oktave einer Komponente wird mitgenannt. Solche Fälle kommen nur dann vor, wenn sich die Töne des Tonkomplexes über ein größeres Gebiet der Tonreihe erstrecken, wie die folgenden Beispiele zeigen:

gegeben wurde: 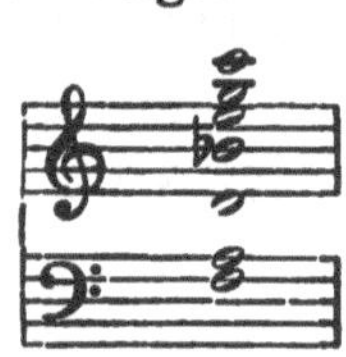 beurteilt: 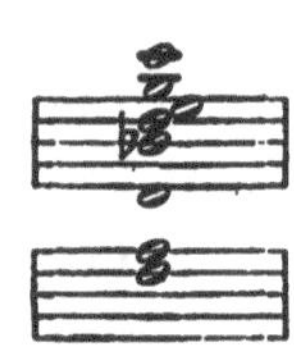

oder:

gegeben: 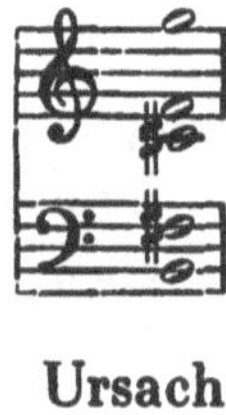 beurteilt: 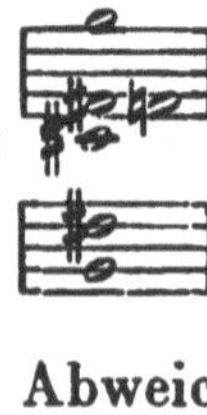 gegeben: 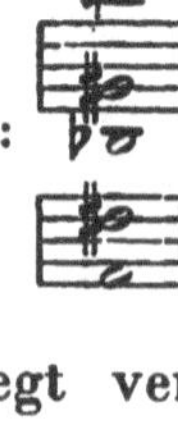 beurteilt: 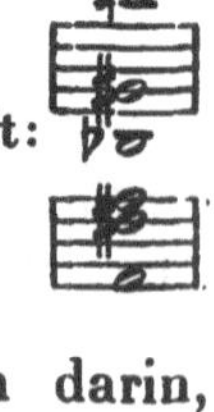

Die Ursache dieser Abweichung liegt vermutlich darin, daß Erwin die höhere Oktave, den ersten Oberton einer Komponente, heraushört.

Nicht nur Oktavenverdoppelungen, sondern auch Oktavenverdreifachungen kamen manchmal vor. Ich beobachtete dies während meiner Versuche zwei bis dreimal. So wurde z. B. einmal der Tonkomplex

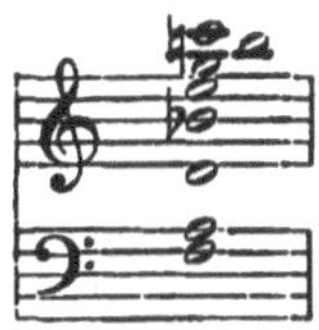

dargeboten. Das Urteil lautete:

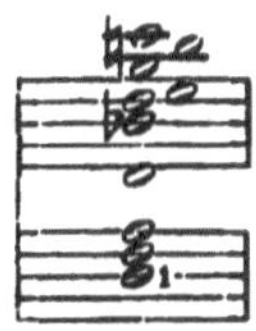

In Zusammenhang mit diesen Abweichungen war es von Interesse zu erfahren, ob Erwin aus einer kurz exponierten Tonkombination die darin tatsächlich befindlichen Oktaven, Doppeloktaven heraushören konnte.

Ich gab ihm unter anderen folgende Mehrklänge:

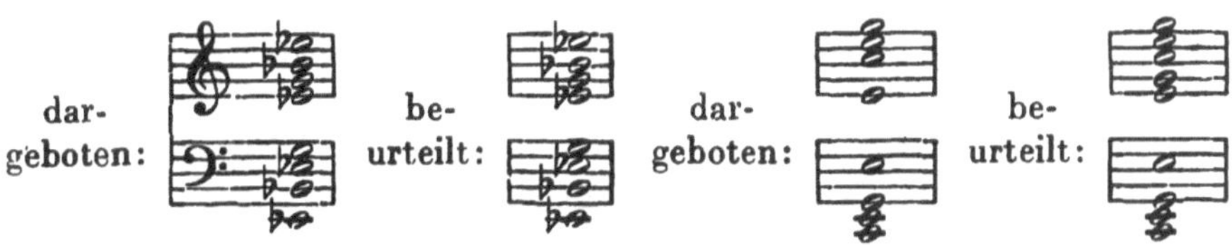

2. Es kam ferner vor, daß bei stark dissonierenden Mehrklängen außer den tatsächlich gegebenen Tönen noch einer, bisweilen — aber nur selten — auch zwei solche überzählige Töne angegeben wurden, die meistens um eine halbe Stufe höher oder tiefer lagen als einer der mittleren Töne. Dieser angeblich gehörte Ton trat nur in solchen

[1] Dieser Ton kann zwar als Differenzton von d^1 und dem ersten Oberton von a^0 tatsächlich dagewesen sein, doch scheint es mir wahrscheinlicher, daß Erwin den Sexakkord $\widehat{f\ a\ d^1}$ zum D-Moll-Dreiklang ergänzt hat.

Fällen auf, wo die Zahl der dargebotenen Töne ziemlich groß war, und vor allem dann, wenn einige Töne tatsächlich nahe beieinander lagen. — Bei Tonkomplexen wie etwa

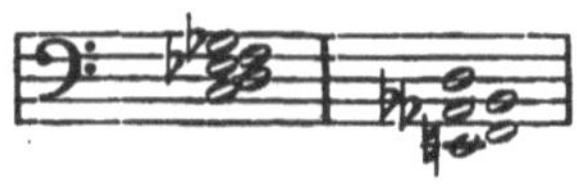

wurden zwar die Komponenten stets richtig bezeichnet, doch wurde im ersten Falle ein e zwischen es und f und im zweiten ein fis zwischen f und as eingeschoben. Es steht für mich fest, daß diese Abweichungen vorwiegend auf die geringe Konzentration der Aufmerksamkeit zurückgeführt werden müssen, denn erstens beging Erwin bei der Wiederholung dieser Mehrklänge die Fehler nicht mehr, und zweitens habe ich mehrere Versuchstage gehabt, wo er ähnliche und sogar dieselben simultanen Tonkombinationen richtig zerlegte. An einem Versuchstage wurden z. B. die folgenden dissonanten Mehrklänge fehlerlos analysiert:

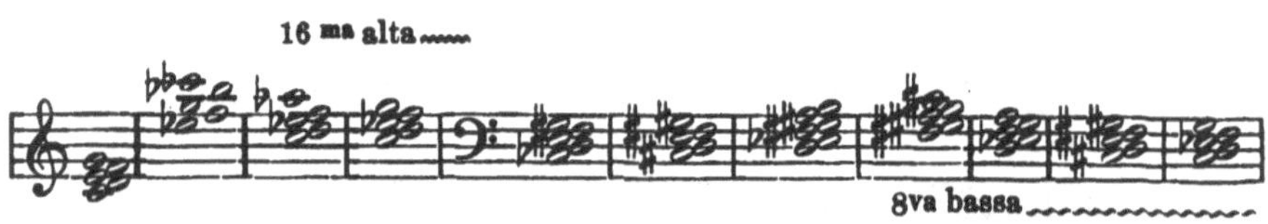

Stumpf gibt in seiner Tonpsychologie (Bd. II, S. 370) noch folgende Mehrklänge an, die noch dissonanter, abscheulicher und demnach schwieriger zu analysieren sind, als die vorher auf S. 59 erwähnten.

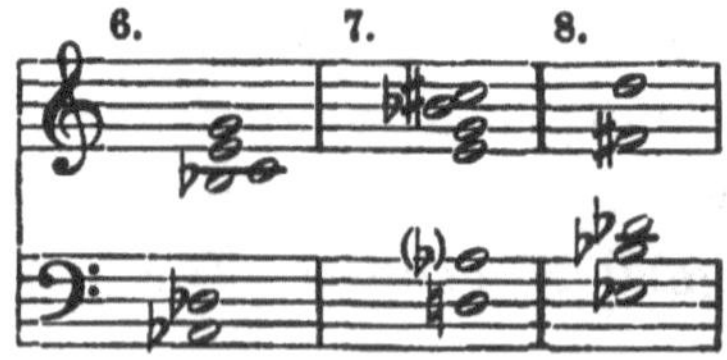

Die Töne des Tonkomplexes 6 bestimmte Stumpf selbst richtig, den untersten Ton jedoch nur mit Wahrscheinlichkeit. Bei den Mehrklängen 7, 8 und ähnlichen war er imstande, wenigstens noch den obersten Ton richtig zu benennen.

Ich bot nun Erwin diese Mehrklänge dar. Er analysierte sie alle nach einmaliger Vorführung sofort richtig, nur beim Mehrklang 8 wurde der Ton d doppelt angegeben. Um die Aufgabe noch viel mehr zu erschweren und die Bedingungen des Heraushörens noch ungünstiger zu gestalten, habe ich die Mehrklänge 6 und 7 eine Oktave tiefer gelegt. Die Töne wurden auch in dieser Lage richtig beurteilt, nur beim Mehrklang 6 schob sich bei der ersten Darbietung ein überzähliges des ein, bei der zweiten zwei Verdoppelungen (b und des).

Abgesehen von den unbedeutenden Abweichungen darf man also wohl behaupten, daß Erwin alle von Stumpf angegebenen Tonkombinationen richtig in ihre Elemente zerlegen konnte, daß sich also seine Fähigkeit im Zerlegen von Mehrklängen im Vergleich zu anderen Beobachtern als ganz hervorragend erwies.

Ich konnte ferner dank einer gütigen Mitteilung des Herrn v. Hornbostel die Leistungsfähigkeit Erwins in der Akkordenanalyse an denselben Zusammenklängen prüfen, die Herr v. Hornbostel von dem damals (1910) etwa dreizehnjährigen jungen Wiener Komponisten E. W. Korngold analysieren ließ. Der Vergleich der Ergebnisse, sobald Hornbostels Untersuchungen veröffentlicht sind, wird von Interesse sein.

Die von Herrn v. Hornbostel mir zur Verfügung gestellten Mehrklänge sind die in der ersten Reihe stehenden, während die zweite Zeile die von Erwin bei der ersten, die dritte die bei der zweiten Darbietung genannten Töne enthält.

Die Komponenten der Mehrklänge 2, 4, 5 und 9 wurden schon bei der ersten Beurteilung richtig benannt, bei 1 und 3 schob sich zuerst je ein überzähliger Ton ein, der aber bei der ersten Wiederholung ausfiel. Bei den Tonkomplexen 6, 7 und 8 nannte Erwin anfangs falsche Töne, die erste Wiederholung der Versuche jedoch brachte auch in diesen Fällen die richtige Benennung.

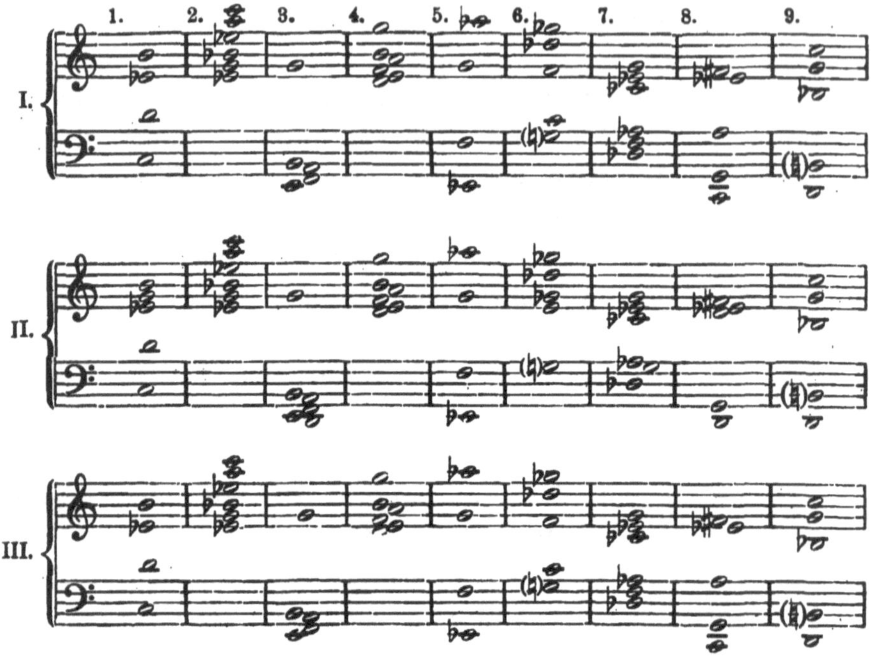

Erwins Fähigkeit in der Analyse äußerte sich aber erst dann in ganz erstaunlicher Weise, als ich ihm im weiteren Verlaufe meiner Versuche solche Tonkombinationen darbot, welche die oben angeführten sowohl an Dissonanz wie an Zahl der Komponenten weit übertrafen. So zerlegte Erwin beispielsweise die folgenden Mehrklänge:

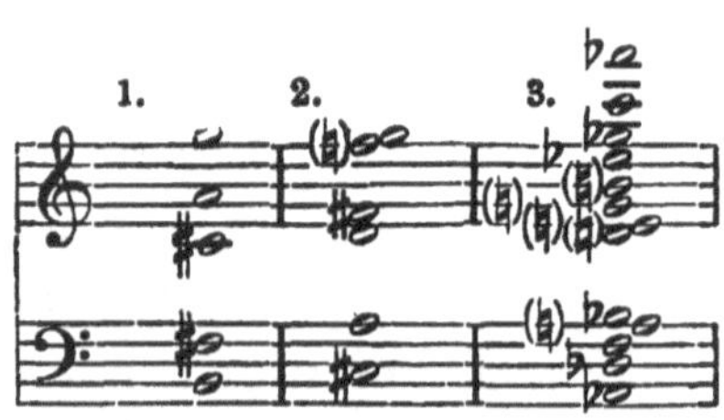

Die Mehrklänge 1 und 2 wurden schon bei der ersten Darbietung fehlerlos analysiert. Den Tonkomplex 3 hat Erwin nach der ersten kurzen Darbietung in die Töne as-des-e-a-fes-g-b-h, nach der zweiten langen Darbietung in as-des-f-b-g-b-h-as-e-es-g-c-e zerlegt. Aus den 13 Tönen des Mehrklangs 3 hat er also 10 richtig, 3 doppelt und nur 3 nicht angegeben.

Nach Ablauf von 2 Jahren, im Jahre 1912, wiederholte ich mit Erwin die Aufgaben von Stumpf und Hornbostel. Diese Versuche lieferten noch bessere Resultate als die von 1910. Das erklärt sich meiner Meinung nach einfach durch die Zunahme seiner Konzentrationsfähigkeit. Sowohl die von Stumpf veröffentlichten, wie die von Hornbostel angegebenen Mehrklänge hat Erwin gleich zum ersten Male richtig analysiert. Die Komponenten des Tonkomplexes 8 von Stumpf wurden sowohl in der Originallage wie eine Oktave tiefer und höher, richtig beurteilt.

Die angeführten Beispiele zeigen also, daß Erwins Fähigkeit in der Analyse von Mehrklängen bisher kaum von jemand erreicht worden ist.[1]

7. Transponieren, Prima vista spielen, Partiturlesen, Notenschreiben.

Transponieren.

Mit dem relativen Gehör steht die Fähigkeit zu transponieren in enger Beziehung, worin Erwin schon in seinem siebenten Lebensjahre eine ganz besondere Fertigkeit bezeugte. Er transponierte einstimmige und einfachere mehrstimmige Kompositionen in alle Tonarten fehlerlos und mit Leichtigkeit. So hat er das C-Moll-Orgelpräludium von J. S. Bach in Cis- und Fis-Moll in demselben Tempo und mit demselben guten Vortrag wie in der Originaltonart gespielt. Die Sonate D-Dur von Kuhlau (Op. 55, Nr. 5) transponierte er unter anderen nach Fis, H, As, Es und B-Dur mit vollkommener Sicherheit. Ebenso gelang ihm die Transposition des zweistimmigen Präludiums Nr. 8 von Bach, ferner einiger Sonaten von Haydn. Auch das Rondo in

[1] Als sich Erwin in der allerletzten Zeit in Berlin aufhielt, wurde er durch die Herren Prof. Stumpf und Dr. v. Hornbostel geprüft. Sie konnten meine Ergebnisse nur voll bestätigen und teilten mir mit, daß sich Erwins absolutes Gehör und seine Fähigkeit in der Akkordenanalyse als ganz erstaunlich erwies.

G-Dur aus der G-Moll-Sonate von Beethoven (Op. 49, Nr. 1) wurde a vista nach Fis- und Cis-Dur vorzüglich transponiert.

Es sei bemerkt, daß es bei der Transposition eines bekannten, auswendig gelernten Tonstückes keine bedeutende Rolle zu spielen schien, ob es Erwin bei vorgesetzten Noten oder ohne diese transponieren mußte. Traten aber zuweilen in den Mittelstimmen kompliziertere Bewegungen auf, so ging die Transposition schwer, es kam sogar vor, daß er die Aufgabe nicht zu lösen vermochte. So z. B., als ich ihm das G-Moll-Orgelpräludium von Bach vorlegte, um es nach Cis-Moll transponieren zu lassen, ging der Vortrag bis zu dem Takte 9, wo das Stück plötzlich komplizierter wird, wo Stimmen in Gegenbewegung auftauchen, ganz gut, von da an aber traten für ihn nicht zu bewältigende Schwierigkeiten auf.

Als ich ihn im vorigen Jahre, im April 1913, neuerdings prüfte, stellte sich heraus, daß seine Fähigkeit im Transponieren beträchtlich zugenommen hatte. Er kann zweistimmige Inventionen von Bach beim ersten Lesen ohne die geringste Schwierigkeit nach jeder Tonart transponieren. So z. B. transponierte er das Präludium in E-Moll (Nr. 5) nach B-Moll und das in E-Dur (Nr. 6) nach B-Dur, alle beide um eine übermäßige Quarte höher, beide fehlerlos und im vorgeschriebenen Tempo. Aus den „15 Dreistimmigen Inventionen“ von Bach transponierte Erwin eine ganze Reihe in jede beliebige Tonart; ganz vollkommen gelangen ihm vor allem die, die er schon kannte. Unter anderen wurde die Invention D-Moll (Nr. 4) nach Gis- und Fis-Moll und die Invention G-Moll (Nr. 11), von allen wohl die schwerste und komplizierteste, nach verschiedenen Tonarten, so auch nach Cis-Moll, vorzüglich transponiert. Diese Leistungen sind um so höher zu schätzen, als Erwin aus eigenem Antrieb niemals transponiert.

Prima vista spielen.

Erwin spielt Prima vista ganz ausgezeichnet. Schon in seinem siebenten Jahre äußerte sich diese Fähigkeit in auffallender Weise. Zwei Jahre darauf war die Gewandtheit und Exaktheit bewunderungswürdig, mit der er ihm nicht bekannte Tonstücke im vorgezeichneten Tempo zum erstenmal vortrug, wobei sich sofort auch richtige künstlerische Auffassung verriet. So hat er unter anderem das ihm damals noch nicht bekannte fünfte Intermezzo von Schumann prima vista fehlerlos und im richtigen Tempo vorgetragen. Auch Lieder von Brahms begleitete er vom Blatt ausgezeichnet. Seine Fertigkeit im Lesen entwickelt sich natürlich von Tag zu Tag. Gegenwärtig macht es ihm keine Mühe, Beethovens und Mozarts Symphonien zu vier Händen vom Blatt zu spielen. Den Klavierpart von Trios und Quartetten spielt er gleich das erstemal mit bewundernswertem Vortrag, wie ich das beispielsweise beim Es-Dur-Quartett von Beethoven erlebt habe. Musiker von Fach, die mit ihm Kammermusik gespielt haben, können Erwins Musikalität, Exaktheit, künstlerische Auffassung, die beim Prima vista-Spiel zum Ausdruck kam, nicht genug rühmen.

Partiturlesen.

Seit kurzer Zeit beschäftigt sich Erwin unter Leitung Professor Weiners mit Partiturspielen. Trotz der geringen Übung, die ihm während dieser kurzen Zeit zuteil ward, hat er solche Fortschritte gemacht, daß er z. B. die Partitur der vierten Symphonie von Tschaikowsky — obwohl er sich bisher nur sehr wenig an Mozart schen und Beethovenschen Symphonien geübt hatte — ganz ausgezeichnet zum Vortrag brachte. Wird er aufgefordert, nur die Stimmen von einzelnen Instrumentengruppen, wie etwa die der Holzbläser, der Blechgruppe oder des Streichquintetts aus der Partitur zu spielen, so gelingt ihm dies absolut fehlerfrei und ohne die geringste Mühe. Die unerwartet rasche Aneignung des Partiturlesens, sein Verhalten dabei, seine sich bis zum Enthusiasmus steigernde Freude an der Sache weisen deutlich auf einen starken Sinn für Instrumentalmusik hin.

Notenschreiben.

Hier wird es wohl am Platze sein zu erwähnen, wie früh Erwin mit dem Notenschreiben anfing und mit welchem Geschick und welcher Sicherheit er es schon in seiner Kindheit behandelte. Ich kenne ein Stück von ihm (Auf den Tod eines Vögelchens), das er Anfang seines sechsten Jahres, als er Buchstaben noch kaum zu schreiben begonnen hatte, fast fehlerfrei in Noten setzte. Die Fehler waren meist orthographische und Auslassungen von geringerer Bedeutung. Fehler im Zeitwerte der Noten sind ihm in jener Zeit kaum vorgekommen. Die Stücke aus dem siebenten und achten Jahre zeigen korrekte Anwendung von Bindebogen, Stakkatopunkt und Fermate, ferner Angabe der Betonung. Die pausierenden Zeitteilchen werden mit den richtigen Zeichen angemerkt. Mit der Zeit, als immer kompliziertere Kompositionen entstanden und die Notenschrift immer größere Anforderungen an Erwin stellte, zeigte er sich ihnen stets gewachsen. Heute schreibt er Noten geschwind und leicht, und selbst die verwickeltsten Takteinteilungen und Gliederungen machen ihm keine Schwierigkeit. Die in der Beilage veröffentlichten Werke hat er bis auf ein einziges selbst in Noten gesetzt. Ich habe sie unmittelbar aus seinen Manuskripten kopiert und gebe sie genau so wieder, so daß jeder die Korrektheit von Erwins Notenschrift selbst beurteilen kann.

---

8. Erwins musikalisches Gedächtnis.

Ich komme jetzt zur Besprechung von Erwins musikalischem Gedächtnis. Ich hielt es für richtig, dies durch exakte Versuche zu prüfen, denn es ist für die Produktion eines Künstlers von großer Bedeutung. Welche Beziehung zwischen der schöpferischen Phantasietätigkeit und Intuition einerseits und der Gedächtnistätigkeit andererseits besteht, ist eine höchst interessante Frage, deren Behandlung uns jedoch von unserer eigentlichen Aufgabe sehr weit abführen würde. Man wird aber von vornherein zugeben, daß die Besonderheiten des Gedächtnisses, wie etwa die Verschiedenartigkeit der Gedächtnistypen, die Stärke der Einprägung, die Stufe der Erinnerungsgewißheit, die Erinnerungstäuschungen, das Wiedererkennen, die Rolle der Bekanntheitsqualität usw.[1] für die schöpferische Tätigkeit, die sich doch immerhin zum Teil auf Reproduktion von Erlebnissen gründet, von Bedeutung sein wird.[2] Durch gute Perseveration wird der Komponist bei jedem etwas längeren Tonwerke die leitenden Themata und Motive in Bereitschaft haben. Treue des Gedächtnisses wird ihn vor unabsichtlicher Aufnahme fremder Gedanken bewahren. —

Bei den ersten Versuchen im Januar 1910 konnten die mir von den Eltern gemachten Angaben über seine erstaunlichen Gedächtnisleistungen nicht in vollem Maße bestätigt werden. Es zeigte sich, daß Erwin melodische und einfach harmonisierte Tonstücke mit Leichtigkeit auswendig erlernt. Von seinem Lehrer zur Aufgabe gegebene Stücke konnte er nach einigen Wiederholungen ohne Noten wiedergeben. Ferner kostete es ihm keine Mühe, sich in sehr kurzer Zeit eine große Anzahl von Opernarien einzuprägen. Dabei fiel mir aber auf, daß in der Regel nur die Melodien, nicht aber zugleich auch die Harmonien fehlerlos wiedergegeben wurden. Bei Tonwerken fremder Art, bei Melodien mit komplizierter Begleitung, bei sonderbaren Harmonien bewährte sich sein Gedächtnis nicht. Zur Illustration seiner beschränkten Leistungsfähigkeit in solchen Fällen sollen hier einige Beispiele angeführt werden.

---

[1] G. E. Müller, Zur Analyse der Gedächtnistätigkeit und des Vorstellungsverlaufes. III. Teil, Leipzig 1913. (Ergänzungsband 8 der Zeitschrift für Psychologie.)

[2] Eine in ungarischer Sprache erschienene Arbeit von Ludwig Fülep, Das Gedächtnis in der künstlerischen Schaffenstätigkeit, widmet sich dieser Frage. (Szellem, Jahrg. I, S. 56ff. Budapest 1911.)

Von einem aus etwa 10 Takten bestehenden vierstimmigen Satze von Vittoria konnte Erwin nach dreimaliger Wiederholung bei akustischer Darbietung[1] nur die ersten 4 Takte wiedergeben. — Die ersten Takte des homophonen Hauptsatzes der „Danse sacrée" von Debussy wurden Erwin mehrmals vorgespielt. Infolge der Sonderbarkeit der Melodie und des Rhythmus konnte er es nicht reproduzieren, bis ich endlich das Thema von ihm selbst durchspielen ließ. — Die vier ersten Takte aus „Weylas Gesang" von Hugo Wolf akustisch dargeboten, konnte er nach mehreren Wiederholungen ebenfalls nicht reproduzieren. — Bei einem anderen Lied von H. Wolf („Verborgenheit") bot ich ihm nur die Melodie dar, er konnte sie aber erst dann wiedergeben, als ich die Harmonien mitspielte. (Man sehe das Lied nach!)

Als sich mir nach einem halben Jahre, im Juni 1910, eine günstige Gelegenheit bot, unterwarf ich Erwins musikalisches Gedächtnis wiederum einer Prüfung, bei der ich Erwin dieselben Aufgaben stellte, die Herr v. Hornbostel von E. Korngold lösen ließ.

Gedächtnisversuch 1. Um das optische und akustisch-motorische Gedächtnis in ihrem Zusammenwirken prüfen zu können, wird das Thema Erwin vorgelegt, das er einmal

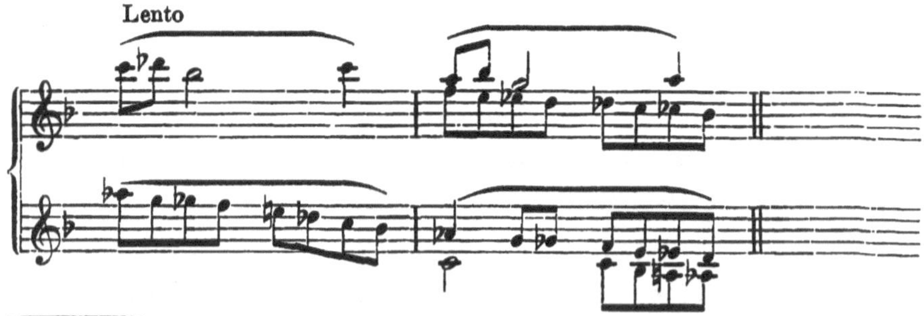

[1] Von akustischer Darbietung spricht man, wenn das vorgeführte Material vom Versuchsleiter gespielt wird und der Beobachter nur zuhört und sich infolgedessen das Stück durch das bloße Hören einprägt. Visuelle (optische) Darbietung liegt hingegen vor, wenn zum Lernen das Notenlesen allein verwendet wird.

selbst durchspielt und es unmittelbar darauf ohne Noten wiederzugeben versucht.

Nach sechs Darbietungen, die noch nicht zur fehlerfreien Reproduktion führten, wurde der Versuch abgebrochen.[1] —

Gedächtnisversuch 2. Zur Prüfung des optischen Gedächtnisses liest Erwin das vorgelegte Thema, ohne es zu spielen, bis er es richtig reproduzieren zu können glaubt. Dann spielt er es ohne Noten vor.

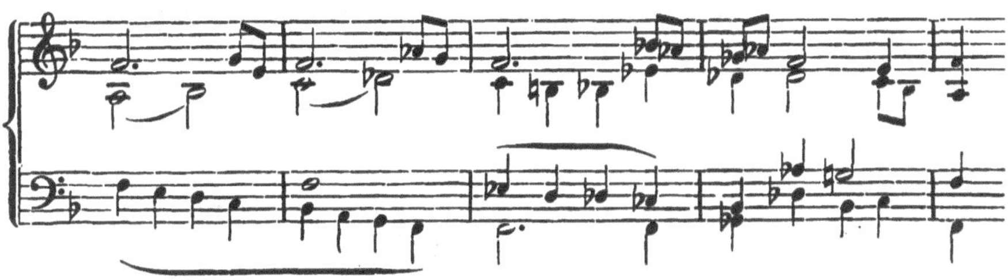

Sein Verhalten während des Lernens war recht interessant. Er fing damit an, die Melodie leise vor sich hinzusingen, wobei er die Finger bewegte, als ob er das Thema am Klavier spielte. Als ich das beobachtete, faßte ich seine rechte Hand an, aber damit konnte ich die neben dem optischen Lernen herlaufenden motorischen Einprägungen nicht verhindern, da er nicht nur die Finger seiner freigebliebenen linken Hand, sondern auch die der rechten Hand fortwährend innervierte. Es schien mir, als wenn er die Diskantstimme durch Gesang, die tieferen Stimmen durch Spielbewegungen einprägen wollte. Mitunter schlug er auch mit den Füßen den Takt dazu. Nach jeder Wiederholung versuchte er das Thema auswendig durch Gesang

[1] Der Versuch lief folgendermaßen ab:

Nach dem ersten	Durchspielen	ging es überhaupt nicht,
„ „ zweiten	„	falsch reproduziert,
„ „ dritten	„	Takt 1 gut, Takt 2 falsch,
„ „ vierten	„	Takt 2 noch nicht fehlerlos.

Kleine Pause.

Nach dem fünften	Durchspielen	falsch reproduziert,
„ „ sechsten	„	Takt 2 falsch.

Versuch abgebrochen.

und Fingerbewegung wiederzugeben. Die Absicht des Versuches, rein optisch lernen zu lassen, ist also mißlungen. Auch mit anderen wird sich eine bloße optische Einprägung als undurchführbar erweisen, denn die musikalische Einprägung wird ja immer erst durch ein inneres Erklingen möglich. — Das Thema wurde von Erwin ohne Pause 8 bis 9 mal gelesen, die Lernzeit betrug 6 Min. 30 Sek.[1]

Gedächtnisversuch 3. Das akustische Gedächtnis zu prüfen, spiele ich das Thema vor, wobei mir Erwin nicht auf die Finger sehen darf. Erwin soll unmittelbar darauf ohne Noten nachspielen.[2]

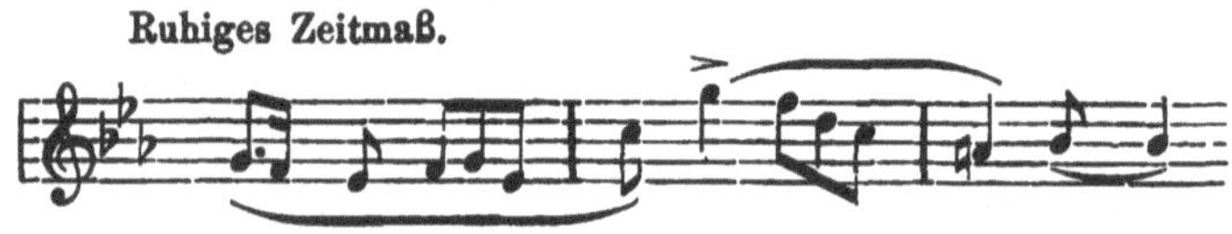

Nach der dritten Darbietung ging das Thema fehlerlos. Nun schaltete ich eine Ruhepause von 30 Sekunden ein. Nach der Pause forderte ich Erwin auf, das schon einmal richtig gespielte Thema zu wiederholen. Die Wiedergabe war fehlerlos und noch rascher und sicherer als bei der ersten fehlerfreien Reproduktion. Es entspricht einer bekannten Eigentümlichkeit des Gedächtnisses, daß die Prüfung eingeprägter Vorstellungsreihen nach Ablauf einer gewissen Zeitdauer bessere Ergebnisse liefern kann, als unmittelbar nach der Darbietung. Bei Erwin konnte ich nicht selten beobachten, daß er Tonstücke nach 1—2 Tagen genauer reproduzierte

[1] Bei dieser Aufgabe gingen schon bei der ersten Reproduktion die drei ersten Takte fehlerlos, im vierten Takte kamen auch nur in den tiefen Stimmen einige Fehler vor. Als Erwin das Thema nach dem ersten Reproduktionsversuch noch zweimal durchgelesen hatte, gab er es ohne Fehler wieder.

[2] Der Versuch spielte sich in folgender Weise ab: Nach der ersten Darbietung gelang die Wiedergabe nicht, es kam nämlich im ersten Takte ein Fehler vor, im zweiten wurden zwei fremde Töne eingeschoben, und auch der Schluß war fehlerhaft. Nach der zweiten Darbietung stellten sich fast dieselben Fehler ein, nach der dritten ging es jedoch fehlerlos.

als am Tage des Erlernens. Ein Beispiel dafür findet sich auf S. 74.

Gedächtnisversuch 4. Die Vorführung geschah genau so wie im Versuch 3.

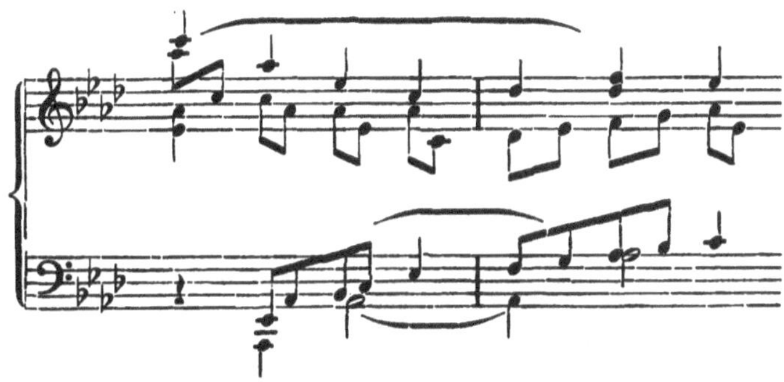

Die Reproduktion nach der ersten Darbietung war nicht fehlerlos. Der Diskant war richtig, die tieferen Stimmen aber waren unrichtig, durch ihn selbst ergänzt, ohne daß sich freilich der Charakter des Satzes geändert hätte. Der Versuch wurde wiederholt, aber ohne Erfolg; die Schwierigkeiten schienen mir so groß, daß ich es für das Richtigste hielt, den Versuch abzubrechen, um die Aufmerksamkeit und Kraft des Kindes nicht allzusehr in Anspruch zu nehmen.

Nun folgte eine Pause von 5 Minuten. Nach dieser Erholungspause schritt ich zu einer Wiederprüfung der drei ersten Aufgaben.[1]

Die Versuche haben ergeben, daß Erwin die Themata 2 und 3, die er bis zur fehlerfreien Wiedergabe erlernt hatte, nach der Pause ohne Wiederholung fehlerlos vorspielen konnte. Das Thema 1 wurde nicht reproduziert, nicht einmal, als ich es von ihm noch viermal am Klavier wiederholen ließ. Also hat selbst eine im ganzen zehnmalige Wiederholung dieses Themas bei zeitlicher Verteilung der

[1] Ich bemerke, daß es sich bei den oben angeführten Versuchen um die Untersuchung des unmittelbaren Gedächtnisses, um die Leistungsfähigkeit bei der unmittelbaren oder nach kurzer Zeit erfolgten Wiedergabe von Eindrücken handelt. Bei den folgenden Versuchen hingegen wird das mittelbare Behalten, das Gedächtnis im engeren Sinne, geprüft.

Wiederholungen, die bekanntlich die Wirksamkeit der Assoziationen erhöht, nicht zu fehlerfreier Reproduktion geführt.

Am Nachmittag desselben Tages prüfte ich die Stärke der am Vormittag gestifteten Assoziationen. Zu diesem Zwecke ließ ich, da Erwin behauptete, daß er alle Themata gänzlich vergessen habe, zunächst das erste Thema zweimal von ihm abspielen. Er gab es unmittelbar darauf fehlerlos wieder. Auch eine etwas spätere Wiedergabe des Themas gelang ihm vollständig, was mit der oben auf S. 72 erwähnten Eigentümlichkeit des Gedächtnisses im Einklang steht. Das Thema konnte am Vormittag trotz zahlreicher Wiederholungen nicht reproduziert werden, nachmittag hingegen wurde es sehr schnell eingeprägt. Dieses schnelle Erlernen kann nicht auf Rechnung der beiden letzten Wiederholungen allein gesetzt werden, sondern es macht sich in ganz besonderem Maße die Wirkung der am Vormittag gestifteten Assoziationen geltend.

Das zweite Thema betrachtete Erwin mit Aufmerksamkeit 28 Sekunden lang, dann reproduzierte er es fehlerlos. Beim dritten Thema verhielt er sich ganz ähnlich.

Am nächsten Vormittag forderte ich Erwin auf, die 3 Themata in Noten zu setzen. Er war ohne neue Einprägung dazu bereit und schrieb sie in folgender Weise auf:

Thema 1.

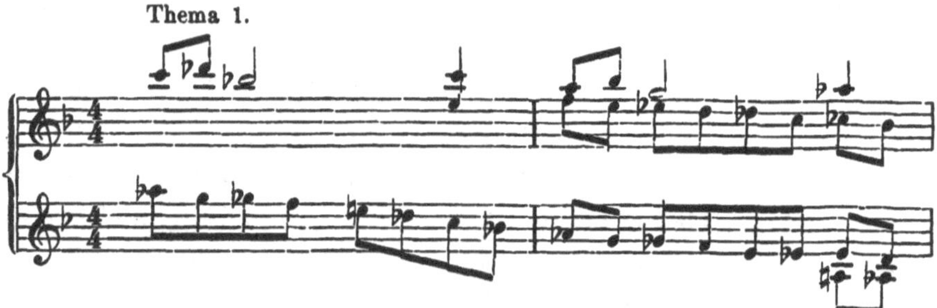

Thema 2.

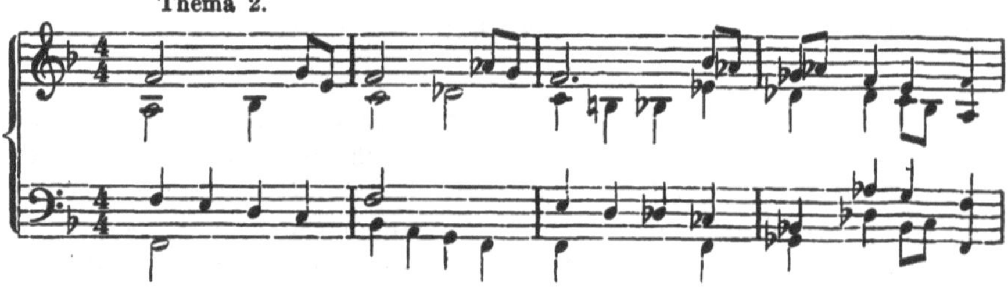

Thema 3.

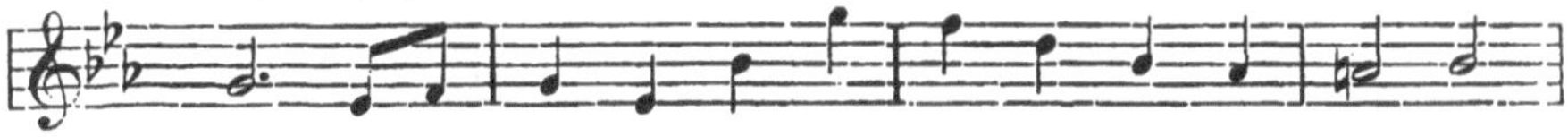

Das erste Thema ist, bis auf die geringe Abweichung in der linken Hand im zweiten Takt, fehlerfrei. Das zweite ist vollständig richtig in Noten gesetzt, hingegen ist das dritte, das nur akustisch dargeboten worden war, obwohl es nur einstimmig ist, fehlerhaft niedergeschrieben worden.

Diese Ergebnisse zeigen, daß Erwin musikalisches Material am treuesten und zuverlässigsten dann reproduziert, wenn er auf die Hilfe der optischen Vorführung beim Lernen nicht verzichten muß.

Zwei Jahre nach diesen Versuchen, am 22. Mai 1912, habe ich Erwins musikalisches Gedächtnis des Neuen geprüft, um festzustellen, wie sich seine Gedächtnisleistung während dieser Zeit entwickelt hat. Um zunächst zu ermitteln, ob noch irgendwelche Nachwirkungen der früher gestifteten Assoziationen vorhanden waren, ließ ich ihn dieselben Themata erlernen, die ich ihm vor 2 Jahren vorgelegt hatte. Obgleich er keines der Themen seitdem jemals wiederholt hatte (seiner Aussage gemäß auch innerlich nicht), vermochte er sie nach einmaliger Wiederholung fehlerlos vorzutragen. Bei Thema 2 verzichtete er sogar auf diese einzige Wiederholung. Erwin hat hiernach eine erstaunliche Fähigkeit im Behalten einmal erlernter Themen.

Zur Feststellung der Gedächtnisleistung beim Erlernen neuer Themen machte ich folgende Versuche.

Gedächtnisversuch 5. Das Thema war ursprünglich zur Prüfung des optischen Gedächtnisses gewählt worden. Da ich aber aus dem Verhalten Erwins schon nach dem ersten Durchlesen schließen konnte, daß er das Thema bloß durch Lesen nicht würde einprägen können, habe ich es während der optischen Einprägung einmal von ihm durchspielen lassen. Die Einprägungsweise war also vorwiegend die optische.

Nach mehrmaligem Durchlesen spielte Erwin das Thema einmal durch, dann las er es noch einmal und stellte es sich auch noch einmal — wie es schien, akustisch-motorisch — vor, erst dann gab er die ersten 5 Takte fehlerlos wieder.

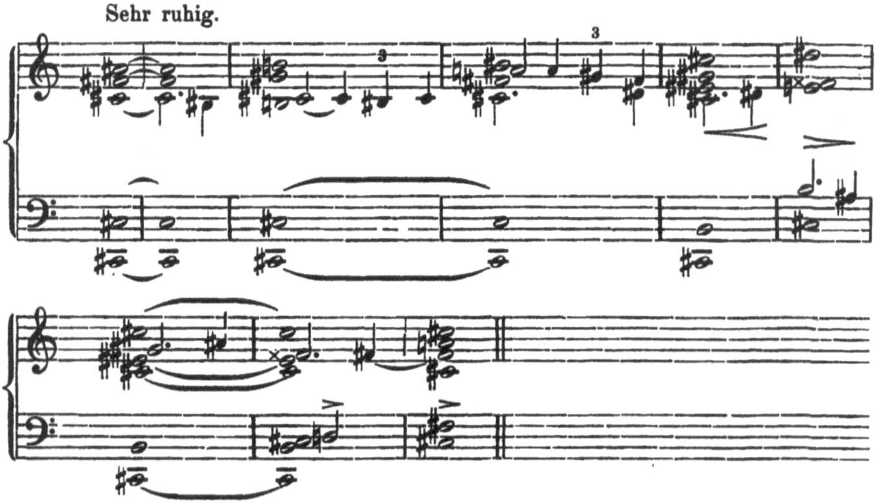

Das Resultat war also ganz bedeutend besser als beim Thema 1 oder 2 im Jahre 1910. Denn das jetzige Thema ist dreimal so lang wie jenes, und die Schwierigkeiten der beiden darf man wohl als gleich ansehen. Während aber bei dem Versuch des Jahres 1910 das Thema nicht einmal nach zehnmaliger Wiederholung richtig reproduziert wurde, bedurfte es jetzt nur dreimaliger Wiederholung für die völlig fehlerlose Wiedergabe des weit größeren Teiles.

Gedächtnisversuch 6. Aus den „Sieben Siegeln" von Richard Strauß (Op. 46, Nr. 3). Darbietungsweise wie beim Versuch 3. — Geprüft wird also das akustische Gedächtnis.

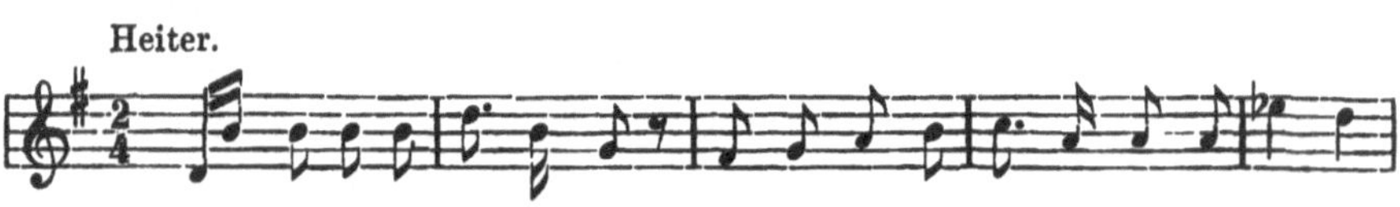

Nach der ersten Darbietung wurden die Takte 4 und 5 noch unsicher, nach der zweiten Wiederholung jedoch wurde schon das ganze Thema fehlerlos vorgetragen. Die Lernzeit hatte 22 Sekunden betragen. Das Ergebnis ist demnach ebenfalls besser als beim Thema 3 vom Jahre 1910.

Gedächtnisversuch 7. Skandinavische Volksweise. Einprägungsweise wie beim Versuch 2, also visuelles Gedächtnis — soweit es überhaupt möglich — geprüft.

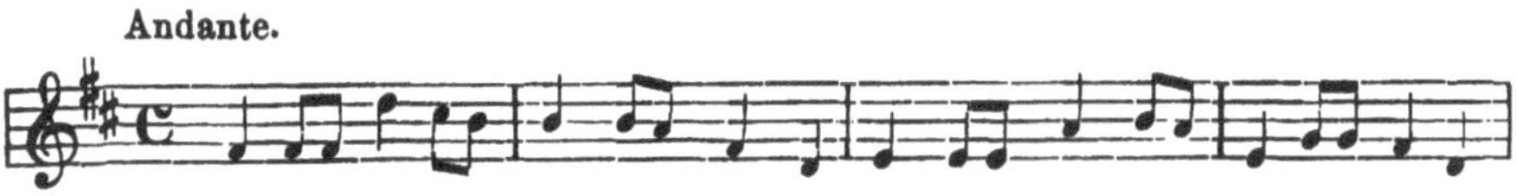

Die Melodie wurde viermal gelesen und dann fehlerlos reproduziert. Erlernt wurde es in 58 Sekunden.

Gedächtnisversuch 8. Aus Elektra von Rich. Strauß. Darbietung wie beim vorhergehenden Versuch.

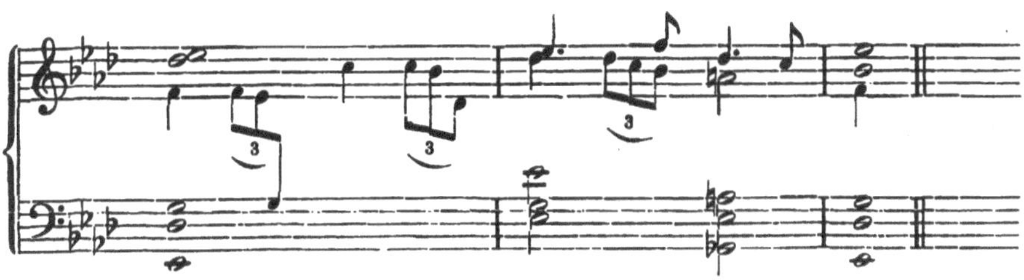

Die Lernzeit betrug 40 Sekunden. Beim zweiten Versuch der Wiedergabe ging das Thema fehlerlos, und gleich darauf spielte er es noch einmal und rasend schnell.

Nach 6 Tagen (am 28. Mai 1912) wiederholte ich mit Erwin diese Versuche, um sein mittelbares Gedächtnis zu prüfen. Das Thema 5 ging nach einmaliger Wiederholung so wie am letzten Versuchstag, also bis auf die letzten 4 Takte fehlerlos; die übrigen (6, 7 und 8) spielte er ohne neue Darbietung fehlerlos vor. Diese Ergebnisse zeigen, daß Erwins musikalisches Gedächtnis während der verflossenen zwei Jahre ganz bedeutend zugenommen hat, denn vor zwei Jahren hatte eine Pause von 4 bis 5 Stunden stets genügt, eine Reproduktion ohne erneute Darbietung unmöglich zu machen.

Ein Jahr nach den soeben mitgeteilten Versuchen, am 20. April 1913, nahm ich nochmals eine Prüfung von Erwins musikalischem Gedächtnis vor. Zunächst habe ich festgestellt, daß Erwin die Themen, die ich ihm vor 3 Jahren und im vorigen Jahre zu lernen gegeben hatte, zum größten

Teil ohne Wiederholung fehlerlos vorzuspielen imstande war. Auf meine Aufforderung spielte er den größten Teil der Themen nacheinander in rascher Folge vor, und zur Reproduktion der übrigen, die ihm nicht sofort wieder einfielen, brauchte er auch nur ein einmaliges Durchlesen.

Zur Bestimmung seiner Erlernungsfähigkeit und Gedächtnisleistung beim Erlernen musikalischen Stoffes habe ich mit ihm noch folgende Versuche angestellt.

Gedächtnisversuch 4. Thema auf S. 73. Wie beim Gedächtnisversuch 3 wird auch hier das akustische Gedächtnis geprüft. Im Jahre 1910 schon hatte ich Erwin dieses Thema dargeboten, aber damals ging es absolut nicht. Auch zu einer anderen Gelegenheit versuchte er es, aber ohne Erfolg. Diesmal brauchte er nun zur völlig fehlerlosen Reproduktion sechs Wiederholungen.

Des weiteren wiederholte ich den Gedächtnisversuch 5, bei dem sich Erwin im vorigen Jahre nur einen Teil des Themas einprägen konnte und bei dem das optische Lernen noch durch das akustisch-motorische unterstützt werden mußte. Es zeigte sich, daß Erwin die ersten 5 Takte, die er im vorigen Jahre erlernt hatte, im Laufe der Zeit ziemlich vergessen hatte, denn für die wiederholte Einprägung des vierten und fünften Taktes war relativ viel Zeit erforderlich. Die Einprägungsweise des Themas war die optische, wie beim Versuch 2. Wie oft Erwin das Thema gelesen hatte, konnte ich mit Sicherheit nicht bestimmen, da er es fraktionierte, jede Fraktion für sich lernte und mit den benachbarten assoziierte. Nur die Erlernungszeit konnte bestimmt werden. Zuerst wurde das Thema 3 Min. 40 Sek. lang gelesen. Die Reproduktion des Ganzen ging noch nicht, es waren vielmehr nur die ersten 5 Takte beinahe fehlerfrei. Nach einer weiteren Lernzeit von 2 Min. 20 Sek. gab Erwin das Ganze schon beinahe fehlerlos wieder. Ein nochmaliges Durchlesen (30 Sek.) führte endlich zu einer vollständig fehlerfreien Wiedergabe. Die Gesamtlernzeit betrug also 6 Min. 30 Sek.

Die eminente Fähigkeit Erwins im Behalten zeigte sich zwei Wochen später noch besonders augenfällig, da er beide Themen ohne jegliche Wiederholung vollkommen fehlerfrei wiederholen konnte.

Wenn das Kind schon für solche außergewöhnlichen Ton- und Harmonieverbindungen ein so ausgezeichnetes Gedächtnis aufwies, so mußte es sich in erhöhtem Maße bei Tonstücken zeigen, die ihrem Charakter nach geläufig waren und sich seinen bisherigen musikalischen Erfahrungen unmittelbar anschlossen, und die so, weil sie ihm formal und inhaltlich nahe standen, in den Zusammenhang verwandter Vorstellungskreise leicht aufgenommen werden konnten.

Schon im Jahre 1910 habe ich Erwin leichtere, melodiöse Tonstücke zum Erlernen vorgelegt und dabei ausgezeichnete Resultate gewonnen. Einmal hat er nach fünfmaliger Wiederholung den ihm noch nicht bekannten G-Dur-Walzer von Chopin (Valse 7) erlernt. — Im Jahre 1912 bot ich ihm die ersten 28 Takte von Schumanns Intermezzo (Op. 4, Nr. 5) dar. Er sollte es zunächst einmal durchspielen, dann versuchen, auswendig vorzuspielen und wenn es stecken bliebe, die vorgelegten Noten zu Hilfe nehmen (Methode der Hilfen). Bei der ersten Reproduktion brauchte er 12, bei der zweiten nur 5 Hilfen. Als er das Stück noch einmal durchspielte, ging es vollständig richtig. Nach sechs Tagen noch konnte er das Intermezzo bis auf einige Fehler in der Begleitung richtig vorspielen. — Schumanns großes Klavierkonzert (Op. 54) hatte er ohne die ausdrückliche Absicht, es auswendig zu lernen, anderthalb Wochen studiert, indem er es täglich höchstens einmal spielte. Bei Gelegenheit einer Unterrichtsstunde traf es sich nun, daß sein Lehrer das eigene Exemplar verliehen hatte, worauf Erwin vorschlug, seine Stimme auswendig zu spielen, was auch vollkommen gelang. — Viele Sonaten von Beethoven und Fugen von Bach konnte er nach drei- bis viermaliger Wiederholung auswendig.

Wie erstaunlich Erwins Gedächtnis ist, merkt man erst

recht, wenn man vergleichende Versuche mit anderen Musikern anstellt.

Zu diesem Zwecke habe ich Fräulein Elise Láng, einer diplomierten Klavierlehrerin und vorzüglichen Pianistin, die durch ein wohlentwickeltes absolutes Gehör und ein sehr gutes musikalisches Gedächtnis ausgezeichnet ist, dieselben Aufgaben gestellt, die Erwin zu lösen hatte.

Das Thema 1, das Erwin am ersten Versuchstag nicht einmal nach sechsmaliger Wiederholung erlernen konnte, reproduzierte Frl. Láng nach fünfmaligem Durchspielen fehlerlos.[1] Bei einer späteren Prüfung, etwa nach einer halben Stunde, trug sie das Thema nach einmaligem Durchspielen fehlerlos vor.

Das Thema 2, das Erwin nach einer Lernzeit von 6 Min. 30 Sek. fast fehlerlos, nach weiterem zweimaligen Durchlesen fehlerlos reproduziert hatte, prägte sich Frl. Láng in 6 Etappen bei einer Lernzeit von 6 Min. 4 Sek. ein.[2] Trotz der etwas längeren Erlernungszeit muß man Erwins Leistungen doch höher anschlagen als die der Pianistin, denn Erwin erlernte das Thema schon in 2 Etappen. Die Überlegenheit Erwins zeigt sich aber vor allem darin, daß er das Thema nach Ablauf einer halben Stunde ohne Wiederholung wiedergab, Frl. Láng jedoch erst nach einmaligem Durchlesen.

Das Thema 3 prägte sich Frl. Láng nach 4, Erwin nach

---

[1] Der Versuch lief folgendermaßen ab: Nach dem ersten Durchspielen glaubte Frl. L. das Thema schon reproduzieren zu können, aber es ging noch nicht. Als sie sichs noch einmal vorgeführt hatte, wurden Takt 1 und die beiden ersten Achtel des zweiten Taktes richtig reproduziert, nach der nächsten Darbietung war kein Fortschritt zu bemerken, bei der dritten aber war die Reproduktion schon fehlerlos.

[2] Der Versuch gestaltete sich wie folgt: Nach einer Lernzeit von 3 Min. 18 Sek. gingen die ersten beiden Takte fehlerlos, die übrigen gar nicht. Nach einer weiteren Lernzeit von 2 Min. 1 Sek. war die Wiedergabe des dritten Taktes noch falsch, nach weiteren 10 Sek. gingen die ersten drei Takte fehlerlos, nach weiteren 10 Sek. gelang das ganze Thema beinahe richtig, nach weiteren 13 Sek. waren beim vierten Takte noch Schwierigkeiten vorhanden und endlich nach weiteren 12 Sek. wurde das Thema zweimal nacheinander fehlerlos gespielt.

3 Wiederholungen ein. Zur fehlerfreien Reproduktion des Themas nach einer halben Stunde war bei Frl. Láng eine, bei Erwin keine weitere Wiederholung erforderlich.

Das Thema 4 ging bei Frl. Láng nach zweimaliger Wiederholung überhaupt nicht. Mit Erwin hatte ich etwas bessere Resultate erhalten (S. 78).

Ferner habe ich wie bei Erwin auch bei Frl. Láng die Fähigkeit im Behalten der erlernten Themen geprüft. Diese Prüfung, die 24 Stunden nach der Einprägung angestellt wurde, hatte folgendes Ergebnis: Thema 1 wurde nach einer Wiederholung, Thema 2 nach einer Lernzeit von 18 Sekunden und Thema 3 ohne jede Wiederholung wiedergegeben. Bei Erwin war das Resultat etwas besser; allerdings war bei ihm nach fünf Stunden schon eine Prüfung vorausgegangen.

Als ich nach Ablauf von weiteren 24 Stunden die Versuche mit Frl. Láng nochmals wiederholte, zeigte es sich, daß die Reproduktion der Themata 1 und 2 ohne Wiederholung noch immer nicht ging; und bei der Prüfung nach weiteren 24 Stunden konnte sie das Thema 1 immer noch erst nach einem flüchtigen Durchspielen reproduzieren. Erwin hingegen hatte sich die Themata 1 und 2 schon beim ersten Versuch so genau eingeprägt, daß er sie nach Verlauf von 24 Stunden noch ohne jede Wiederholung in Noten setzen konnte und sie bis zum heutigen Tag nicht vergessen hat.

Diese vergleichenden Versuche haben also ergeben, daß Erwins unmittelbares musikalisches Gedächtnis im Jahre 1910 im großen und ganzen dem eines erwachsenen Musikers von gutem musikalischen Gehör gleichkam, sein mittelbares musikalisches Gedächtnis hingegen, worauf es ja in der musikalischen Praxis vor allem ankommt, schon zu jener Zeit viel leistungsfähiger war, als das eines guten Musikers.

Daß sich Erwins Gedächtnis während der letzten Jahre hoch entwickelt hat, haben wir schon früher mitgeteilt. Welchen Fortschritt diese Entwicklung gebracht hat, das zeigt sich am besten auch wieder durch vergleichende Versuche, wie ich sie bei Frl. Láng mit den Themen 5, 6, 7 und 8 angestellt habe.

Ich ließ das Thema 5 der Instruktion gemäß von Frl. Láng erst durchlesen, was 25 Sekunden dauerte, und dann — wie es Erwin getan hatte — einmal durchspielen. Diese Darbietung genügte bei Erwin für die unmittelbare Reproduktion der ersten 5 Takte, Frl. Láng mußte jedoch das Thema am Klavier noch sechsmal wiederholen, bis sie imstande war, die ersten 5 Takte fehlerlos wiederzugeben.

Das Thema 6 hat Frl. Láng in zwei Etappen bei einer Lernzeit von etwa 30 Sekunden erlernt, Erwin etwas schneller, in 22 Sekunden. Das Thema 7 hatte Erwin in 4 Etappen bei einer Erlernungszeit von 58 Sekunden erlernt, Frl. Láng in 3 Etappen in 1 Min. 18 Sek. Thema 8, welches sich Erwin in 2 Etappen bei einer Erlernungszeit von 40 Sekunden eingeprägt hatte, reproduzierte Frl. Láng erst nach sechsmaliger Darbietung bei einer Gesamtlernzeit von 3 Min. 51 Sek.[1] Frl. Láng spielte aber das Thema nach dieser Lernzeit noch nicht in schnellem Tempo und auch noch mit einer gewissen Anstrengung. Um dasselbe Tempo bei ihr zu erzielen, das Erwin schon nach 40 Sekunden erreichte, war noch eine weitere, 7 Sekunden dauernde Darbietung, sechsmaliges Durchspielen und außerdem noch vier- bis fünfmaliges auswendiges Wiederholen nötig.

Daß sich bei Erwin auch das mittelbare musikalische Gedächtnis in den zwei Jahren außergewöhnlich entwickelt hat, zeigen die vergleichenden Versuche, die ich mit Frl. Láng 6 Tage nach den vorhergehenden angestellt habe.

---

[1] Der Versuch spielte sich in folgender Weise ab:

Nach einer		Lernzeit von 1 Min. 51 Sek.		ging Takt 1 fehlerlos, Takt 2 nicht ganz,
„ „	weiteren	„ „	47 „	war es noch ebenso,
„ „	„	„ „	15 „	Takt 2 etwas besser,
„ „	„	„ „	25 „	fehlerlos, aber unsicher und mit Anstrengung,
„ „	„	„ „	15 „	ein Fehler im Takt 2 und noch unsicher,
„ „	„	„ „	18 „	fehlerlos und langsam,
„ „	„	„ „	7 „	fehlerlos und rascher.

Es zeigte sich hierbei, daß Frl. Láng das Thema 4 erst nach der zweiten Wiederholung, Thema 6 erst nach 14 Sek. in 2 Etappen, Thema 7 ebenso und Thema 8 nach 21,2 Sek. wiedergeben konnte. Wie oben angeführt ist, hat Erwin dieselben Themen nach Ablauf von 6 Tagen nahezu ohne Wiederholung fehlerfrei reproduziert. —

---

9. Erwins Klavierspiel.

Daß Erwin pianistisch hervorragend begabt ist, äußerte sich schon in der ersten Zeit seines regelrechten Unterrichtes aufs deutlichste. Und doch ließ sich die reproduktive Begabung nicht zu jeder Zeit in gleichem Maße beobachten. Seine pianistische Fertigkeit entwickelte sich vom siebenten bis zum neunten Jahre zwar stetig, jedoch nicht gleichmäßig. Das lag aber nur daran, daß das Kind zuweilen kein Interesse für das Klavierspielen, sondern fast ausschließlich für das Komponieren hatte. Er betrachtete das Klavierspiel zumeist als Mittel, seine Kompositionen zum Ausdruck zu bringen, und die Freude an der Virtuosität lag ihm ganz fern.

In dieser Hinsicht trat aber bei ihm in seinem neunten Jahr dank den Bemühungen seines Lehrers Arnold Székely eine Änderung ein. Er fing fleißig und mit Lust an zu üben und beschäftigte sich mit Ernst mit der Ausarbeitung eines Repertoirs. Im achten und neunten Jahre machte er weniger durch seine Technik, als durch seine hervorragende Musikalität Eindruck. Bei seinem Vortrage erkannte man, daß die Stücke nicht einfach einstudiert waren, daß sein Spiel nicht nachgeahmt, nicht abgelauscht war. Bei den leichteren Sonaten von Mozart und Beethoven, bei den Inventionen von Bach, bei Klavierwerken von Schumann und Chopin zeigte sich in auffallender Weise, mit welcher erstaunlichen musikalischen Intelligenz er die tiefsinnigen Kompositionen auffaßte und zur Darstellung brachte.

Er spielte schmiegsam, zart und sanft, wenn die künstlerische Auffassung es erforderte, und hart, bestimmt und mit Leidenschaft, wo es auf kräftige Akzente ankam. Er war niemals darüber unklar, wann Melodien singend, tragend und wann sie deutlich deklamierend gebracht werden müssen. Er richtete bei den polyphonen Sätzen alle Mittel darauf, jede Stimme für sich kenntlich zu machen, und er schwankte keinen Augenblick, was das Vorherrschende und was das Untergeordnete sei.

Verstand er es so, die Kompositionen anderer in künstlerischer Weise vorzutragen, so trat seine große reproduktiv-künstlerische Begabung doch erst dann in vollem Maße hervor, wenn er seine eigenen Kompositionen spielte. Sein Anschlag wurde dann ein anderer, seine Bewegungen sprachen von auflodernder Leidenschaft, seine Aufmerksamkeit konzentrierte sich mit ungewöhnlicher Kraft auf den Vortrag und selbst seine physische Kraft schien sich dabei zu verdoppeln. Der mächtige Eindruck, den das Kind auf den Zuhörer macht, läßt sich schwer schildern, er muß erlebt werden.

Seit dem Jahre 1911 hat die pianistische Fähigkeit Erwins einen großen Schritt vorwärts getan. Sein Spiel hat den kindlichen Charakter gänzlich verloren, seine Vortragskunst hat an Reichhaltigkeit der Mittel, an Glanz und Fülle bedeutend zugenommen. Was an seinem Vortrag am meisten entzückt, ist seine natürliche Art zu spielen, seine hohe Musikalität und das Bescheidene seiner Kunst, die nur das Werk und den Schöpfer glänzen läßt. Bewundernswürdig ist die Leichtigkeit, mit der seine Finger über die Tasten gleiten, die Frische, mit der er den Tönen Leben und Anmut entlockt. Technische Schwierigkeiten kennt er jetzt kaum mehr. Er ist von der Wahrheit des Schumannschen Ausspruchs durchdrungen: „Was die Finger schaffen, ist Machwerk; was aber innen erklungen, das spricht zu allen wieder und überlebt den gebrechlichen Leib."

Seine echte, ursprüngliche musikalische Natur spiegelt sich in der musikalischen Auffassung wieder, wie er die Schöpfungen großer Meister vorträgt. Sein Lehrer mag ihn über bestimmte Dinge aufklären, immer erkennt er selbst den Charakter und den Sinn des Stückes. Diese unentbehrliche Eigenschaft befähigt ihn auch, an pianistischen Leistungen richtig Kritik zu üben. Es ist wirklich staunenswert, wie besonnen und mit welchem scharfen Blick er die Vorzüge und Mängel der ausübenden Künstler bespricht. Fällt er ein Urteil, das dem eines anderen widerspricht, so beharrt er nicht einfach aus kindlicher Starrköpfigkeit und aus Eigensinn bei seiner Meinung, sondern er gibt die Gründe an, die ihn zu einem Urteil führen.

Es war sehr interessant, als Erwin bei einem Konzert von D'Albert sein Urteil über den Vortrag des Künstlers abgab. Er sagte, daß er die Appassionata so vortrefflich vorgetragen habe, daß für eine Kritik kein Raum sei, dagegen war er mit dem Schumannschen Karneval so unzufrieden, daß er das Konzert verließ. D'Albert spielte nämlich den Karneval in einem solchen rasenden Tempo, daß die einzelnen Teile der Suite beinahe unkenntlich wurden. Das Malerische und Melodische kam verschwommen heraus, Anmut und Weichheit fehlten, nur das Kräftige und die Festigkeit des Stils waren meisterhaft getroffen. Erwin meinte, daß D'Albert von einer ganz falschen Auffassung ausgegangen sei, wenn er glaubte, daß es sich hier einfach um einen tollen, lustigen Karneval handelte. Es seien doch Stücke darunter, die nichts mit einem Faschingsfest zu tun hätten; sie seien oft sanft, melodisch, oft ernst und traurig, dann erst wieder feurig und toll. In diesem Werke dürften nicht zwei Stücke gleich gespielt werden, jedes hätte eine ganz andere Stimmung. — Diese Auffassung Erwins trifft verblüffend genau die des Komponisten selbst, die ich später einmal in seinen Schriften auffand. Schumann schreibt nämlich folgendes über die Entstehung seines Karnevals, als ihn Liszt zum erstenmal in Leipzig spielte: „Nur einige Worte über die Komposition, die ihre Entstehung einem Zufall verdankt. Der Name eines Städtchens (Asch), wo mir eine musikalische Bekanntschaft lebte, enthielt lauter Buchstaben der Tonleiter, die gerade auch welche meines Namens waren; so entstand eine jener Spielereien, wie sie seit Bachs Vorgang nichts neues mehr sind. Ein Stück ward nach dem andern fertig und dies gerade zur Karnevalszeit 1835, überdies in ernster Stimmung und eigenen Verhältnissen. Den Stücken gab ich später Überschriften und nannte die Sammlung Karneval". (Gesammelte Schriften, Bd. II, S. 240.) — Diese Äußerung bedarf keiner weiteren Erörterung; für Erwins Urteilskraft ist es besonders bezeichnend, daß er sich in seinem Urteil von den an den Karneval erinnernden Titeln, wie Pierrot, Arlequin, Columbine usf., nicht beeinflussen ließ.

Seine größten pianistischen Erfolge erntete Erwin in der allerletzten Zeit mit dem Es-Dur-Konzert von Beethoven. Alle Anwesenden waren erstaunt, woher das Kind diese ruhige Meisterklarheit schöpft; man war überrascht über die eminente Fertigkeit, über die Fülle des Tones und über die Echtheit und Schönheit seines Vortrages. Glänzende Erfolge hatte er in Privatkonzerten in Budapest und in Wien, in einem Konzert vor dem englischen Königspaar und vor der englischen Aristokratie in London. In London wurde er auch mit Arthur Nikisch bekannt, der die hervorragenden musikalischen Leistungen des Kleinen nicht genug rühmen konnte. Auch Prof. Stumpf, der ihn in der allerletzten Zeit in Berlin hörte, gab mir gegenüber seiner Bewunderung über den kleinen Jungen Ausdruck. Ich lege auf die Urteile Nikischs und Stumpfs selbstverständlich besonderes Gewicht, da es sich dadurch erweist, daß meine Beurteilungen nicht allzu subjektiv und besonders wohlwollend sind. Im übrigen kann sich jeder selbst von der Objektivität meiner Beurteilungen überzeugen, denn so weit es überhaupt möglich war, lege ich in dieser Schrift alle Dokumente, Daten, Beweise vor, die mich zu den dargelegten Behauptungen, Ansichten, Hoffnungen geführt haben.

Erwins bisherige Leistungen im Klavierspiel bieten uns bereits volle Gewähr, daß er niemals zu den Wunderkindern im landläufigen Sinne gehören wird. Bei diesen Wunderkindern besteht kein Gleichgewicht zwischen technischer Begabung und Musikalität, und soweit der Vortrag künstlerisch wirken mag, ist er nachgeahmt; das Spiel nährt sich nicht aus einer inneren, eigenen, sondern aus fremder Quelle. Diese Virtuosen sind es, die so leicht verflachen und untergehen, was einem um so merkwürdiger vorkommt, als die äußeren Umstände für die Entfaltung ihrer musikalischen Fähigkeiten in der Regel günstig sind. Ihre Wirkung ist deswegen nur eine ephemere, weil das Interesse für das Übernormale mehr Anteil daran hat als der wirkliche musikalische Genuß. Man ist nur zu leicht geneigt, dem Vortrag eines solchen Kindes einen höheren künstlerischen Wert beizumessen, als er es verdient, denn die fabelhafte Technik und der bestrickende Zauber des Jugendlichen wirken ungemein suggestiv.

Kinder von echter musikalischer Begabung stehen weit über dieser Art von Wunderkindern. Wenn man überhaupt prophezeihen kann, so kann man von Erwin voraussagen, daß er zu dieser Virtuosenklasse nicht gehören wird, denn sein Vortrag entbehrt schon jetzt nicht des schöpferischen Zuges, der den echten darstellenden Künstlern aufgeprägt ist.[1]

10. Improvisieren und Modulieren.

Erwins schöpferische Tätigkeit zerfällt in Improvisieren und in Komponieren im strengen Sinne des Wortes. In der ersten Periode seiner musikalischen Entwicklung, zwischen seinem 5. und 7. Lebensjahre, hat Erwin mehr improvisiert als komponiert. Fiel ihm ein guter Gedanke ein, so ging er sofort zum Klavier und fing über das Thema zu improvisieren an. Zu dieser Zeit, als er noch nicht einmal die ersten Regeln der Kompositionslehre kannte, und noch wenig ge-

[1] Seit ich dies niedergeschrieben (1913), hat Erwin meine Erwartungen im reichsten Maße erfüllt, wovon seine jüngsten Konzerte in Berlin und Hamburg zeugen, die in der Presse einstimmige, rückhaltlose Anerkennung gefunden haben.

hört und gelernt hatte und sich daher wohl keiner festen musikalischen Form bewußt anlehnen konnte, boten seine Improvisationen die mannigfaltigste Abstufung von bedeutenden und unbedeutenden, trivialen und geistreichen musikalischen Gebilden dar; es stand Echtes und Unechtes, Eigenes und Entlehntes nebeneinander. Aber diese Improvisationen waren doch zum Teil einheitlicher und bewegten sich in einem edleren Stil, als man es sonst bei musikalischen Augenblickserzeugnissen von Anfängern anzutreffen pflegt.

Wenn Erwin so improvisierend am Klavier saß, traten oft fesselnde Tongebilde auf, die schon damals auf tiefe musikalische Stimmungen deuteten. Man hatte in diesen Augenblicken das sichere Gefühl, daß sich in den tastend suchenden Versuchen eine prachtvolle Stimmungswelt kundgab.

Bemerkenswert ist, daß die zu dieser Zeit entstandenen Improvisationen zwar hinsichtlich der Form, der Durchführung, der Harmonisierung gegen die in Noten gesetzten Kompositionen zurückstanden, in der Phantasie, in der Farbigkeit und Klangfülle hingegen sie ganz bedeutend übertrafen. Das erklärt sich zum Teil dadurch, daß Erwin damals zur Niederschrift seiner musikalischen Gedanken noch keine genügende Ausdauer und Geduld hatte, er beschränkte sich beim Notenschreiben auf das Wichtigste und auf das, was am leichtesten zu notieren war. Für seine damalige kompositorische Fähigkeit, für die Reichhaltigkeit seiner Phantasie waren demnach die Improvisationen viel bezeichnender als die Kompositionen. Ich habe ihn zu jener Zeit oft improvisieren oder frei am Klavier phantasieren gehört. Ich muß wahrhaftig sagen, daß mich weniger die Schöpfungen in Erstaunen versetzten, als die Art, wie er sie vortrug. Wenn er so am Klavier saß, nachdenkend, ganz in der Musik aufgehend, erregt, so gewann ich den Eindruck, nicht ein Kind, sondern einen tiefblickenden Künstler vor mir zu haben.

Erwins Improvisationen über eigene Themen fielen in der Regel besser aus, als die über fremde. Gelegentlich gelangen aber auch solche ganz vorzüglich. So gab ihm einmal der Komponist Herr Aladár Radó, der die Liebenswürdigkeit hatte, bei meinen ersten orientierenden Versuchen, als Erwin gerade sechs Jahre alt war, zugegen zu sein, ein einfaches Pastoralthema. Wir forderten Erwin auf, über dieses Thema zuerst einen Trauermarsch zu improvisieren. Diese Aufgabe löste er vorzüglich.

Der Trauermarsch war aus mehreren Sätzen gebildet. Der erste Satz fing mit dem veränderten, dem Stil eines Trauermarsches angepaßten Thema an, und während tief im Baß dynamisch abgestufte Figuren donnerten, stieg das Thema langsam in die Höhe. Nun folgte eine Wiederholung des Themas, diesmal in lyrischer Art, auf der Unterdominante. Gegen Schluß traten tiefe, schwergemessene Akkorde auf, die, stetig nach der Höhe ziehend, wie hell klingende Harfenarpeggios das in der Tiefe dahinsterbende Thema begleiteten.

Über dasselbe Thema mußte Erwin nachher ein Kinderlied komponieren. Das war die überraschendste Leistung, die ich zu jener Zeit von ihm zu hören bekam.

Er fängt ohne Nachsinnen sofort allegro an. Frisch und fröhlich erklingt die Melodie. Das Tempo beschleunigt sich, die Stärke wächst an, es kommen schnell nacheinander kleine zierliche Figuren, Triller, hinauf- und hinabrollende Läufe, es ist ein Sausen und Brausen, voller Leben und Frische. Das Thema wird nie verlassen, es wird einmal auf der Unterdominante gebracht, dann rückt es plötzlich in die Tiefe, während die rechte Hand ganz toll Oktavensprünge macht.

Leider konnten diese Improvisationen nicht aufgenommen werden. Als ein Beispiel aus derselben Zeit teile ich auf S. 109 ein Thema mit, das Erwin nach dem ersten Hören in der dort angegebenen Weise ausführte.

In der folgenden Entwicklungsperiode und gegenwärtig phantasiert Erwin bei weitem nicht so viel als früher, und seine Improvisationen stehen in keiner Richtung mehr über den Kompositionen. Für die Beurteilung seiner schöpferischen Begabung bieten sie keine zuverlässige Handhabe, sie geben nur von seiner Spontaneität, Schlagfertigkeit und vom Reichtum seiner Phantasie einen Begriff. Es zeigt sich ferner, daß Improvisationen, die eine stärkere Konzentration der Aufmerksamkeit und größere Disziplin voraussetzen, seiner Natur jetzt mehr zu entsprechen scheinen als das sog. Phantasieren, wo die Phantasie ganz frei schwärmen darf. Aber auch solche ernsten Improvisationen verschwinden ebenso schnell wie sie entstanden sind; denn selten kommt es vor, daß eine Improvisation wiederholt und ausgearbeitet, und noch seltener, daß sie in Noten gesetzt würde.

Um ein Bild von der Improvisationsfähigkeit Erwins zu geben, teile ich zwei Improvisationen über dasselbe Thema, die zu verschiedenen Zeiten entstanden, auf S. 110 und 111 mit.

Ganz anders verhält sich Erwin, wenn er etwas komponieren will. Mit fester Absicht und oft mit vorgesetztem Plan geht er an die Arbeit heran. Die Gedanken fallen ihm meistens beim Spaziergang oder beim willkürlichen Nachdenken ein, seltener beim Phantasieren. Die Durchführung und Ausarbeitung seiner Gedanken geht meistens am Schreibtisch, seltener am Klavier vor sich. Die Stücke, die er gelegentlich am Klavier komponiert, sind nur skizzenhaft, haben einen flüchtigen, vorläufigen Charakter. Erst bei der Niederschrift erhalten sie ihre endgültige Form. Es ist noch hervorzuheben, daß das Motorische sowohl beim Komponieren am Schreibtisch, wie auch bei der Niederschrift in den Spielbewegungen zum Ausdruck kommt. Die Bedeutung der Spielbewegungen beim Komponieren sollte eingehend erforscht werden. Es würde z. B. von Interesse sein zu erfahren, welche Rolle man den Spielbewegungen zuschreiben muß, wenn durch diese den Vorstellungsverlauf begleitenden Bewegungen das Klavierspiel vertreten wird. Es würde sich unter anderem vielleicht herausstellen, daß sie die schöpferische Phantasietätigkeit fördern (analog dem produktiv anregenden Klavierspiel), ferner daß sie die Reproduktionsstärke gewisser unterschwelliger akustischer Vorstellungsreihen dank der Assoziation erheblich verstärken, die Deutlichkeit, Klarheit und Lebendigkeit verblaßter akustischer Vorstellungen fördern usf. —

Für die Fertigkeit im Improvisieren ist die Kunst der Modulation von Bedeutung. Ich habe Erwins Fertigkeit hierin sowohl in seinen Kompositionen beobachtet, als auch besonders geprüft.

Schon in seinem sechsten Lebensjahre erscheinen bei ihm modulatorische Abweichungen. Es kamen selbstverständlich zu jener Zeit Modulationen stets nur zwischen Tonarten vor, die in enger Verwandtschaft stehen. So modulierte Erwin in einem hübschen Liede für Klavier vom Jahre 1909 von einer Molltonart aus nach der Molltonart der Unterdominante, in einem anderen Falle von einer Durtonart nach den beiden Dominanten. In einem noch in demselben Jahre komponierten Stück treffen wir eine Modulation von einer Molltonart aus in die Durtonart der Dominante, aber der Übergang ist nicht befriedigend. In den Kompositionen aus seinem achten und neunten Jahre waren die Modulationen zum Teil regelrecht durchgeführt, zum Teil mit großer Freiheit unregelmäßig gebildet. Von Trugkadenzen hat Erwin zur Modulation schon sehr früh Gebrauch gemacht, und selbst die harmonische Mehrdeutigkeit der Akkorde wußte er schon gleich am Anfang seiner produktiven Tätigkeit zum Zweck der Modulation manchmal auszunutzen.

Ich wollte nun seine Aufmerksamkeit auf die Bedeutung und Schönheit der Modulation richten, was ich zunächst dadurch zu erreichen glaubte, daß ich ihm Tonsätze mit verschiedenen tonartlichen Ausweichungen, ferner Trugkadenzen, Trugfortschreitungen usf. vorspielte und diese von ihm nach dem ersten Hören auswendig nachspielen ließ. Diese Versuche ergaben, daß Modulationen, obwohl Erwin sich selbst manchmal ihrer bediente, seine Aufmerksamkeit noch nicht in Anspruch nahmen, denn bei diesen Sätzen wurden nur die melodischen Bewegungen aufgefaßt und richtig reproduziert, die Harmonien hingegen falsch.

Da sich also dieser Weg nicht als der richtige erwies, versuchte ich es anders.

Ich gab ihm ein Thema in C-Dur und forderte ihn auf, es fortzuführen und in Gis-Moll zu schließen. Er variierte das Thema eine Zeit lang, plötzlich modulierte er von C-Dur nach G-Moll, dann ging er unvermittelt durch enharmonische Umdeutung eines Akkordes nach Gis-Moll über. In einem anderen Versuch wurde Erwin vor die Aufgabe gestellt, aus einem Thema in Es-Dur nach D-Dur zu modulieren. Er phantasierte ziemlich lange in Es-Dur, endlich modulierte er durch chromatische Fortschreitung nach D-Dur.

Diese Versuche wurden angestellt, als Erwin 6 Jahre alt war. Seitdem wendet er nun sowohl in seinen Kompositionen wie auch beim Improvisieren Modulationen an, deren Durchführung aus den beigegebenen Noten ersichtlich ist.

Das langsame Fortschreiten in der Kunst der Modulation kam daher, daß ihm eine Ausbildung in der Harmonielehre und im Kontrapunkt trotz seiner unaufhörlichen Bitten in den ersten Zeiten seines musikalischen Unterrichtes nicht zuteil ward. Es blieb ihm also nichts übrig, als den großen Meistern der Musik die Geheimnisse der Komposition abzulauschen. Einen regelrechten Unterricht in der Harmonielehre genießt Erwin erst seit dem Frühjahr 1912. Sein Lehrer ist gegenwärtig der Komponist Leo Weiner, Professor an der Musikakademie. Seitdem zeigt sich bei Erwin im Aufbau des musikalischen Satzes und in der Harmonisierung ein großer Fortschritt. Fehler in der Stimmführung und in der Harmonisation kommen seitdem seltener vor. Er achtet auf die Bewegung der einzelnen Stimmen so genau, daß Oktaven-, offene wie verdeckte Quintenparallelen usw. höchstens aus Versehen vorkommen. Er vermeidet auch andere Verstöße gegen die klassische Harmonielehre, aber wenn es ihm scheint, daß eine Wirkung nur auf Kosten der hergebrachten Lehre erzielt werden kann, so zögert er keinen

Augenblick, von der Regel abzuweichen. Er begründet aber jede Abweichung überzeugend. Dabei ist aber zu bemerken, daß die Stimmführung von der Vollkommenheit noch weit entfernt ist. Wollten wir nämlich seine Leistungsfähigkeit mit der erwachsener Schüler vergleichen, so könnten wir Erwin in dieser Beziehung im besten Falle nur zu den Mittelbegabten zählen.

Ich lasse hier als Beispiele einige Modulationen folgen, die er in neuester Zeit am Klavier auf meine Aufforderung hin ohne längeres Nachsinnen und ohne Korrektur ausgeführt hat. Bezeichnend für seine rasche Entwicklung und Lernfähigkeit ist die letzte Modulation von Des-Dur nach E-Moll, die er 3 Wochen nach den drei anderen geschrieben hat.

(Oktober 1913.) **Modulation von C-Dur nach Des-Dur.**

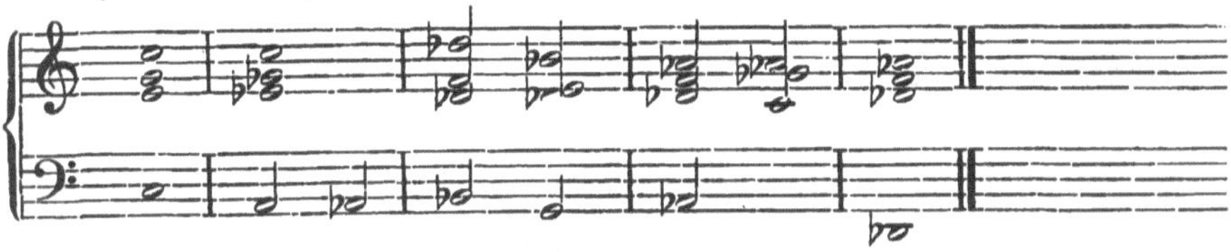

Von Cis-Moll nach As-Dur.

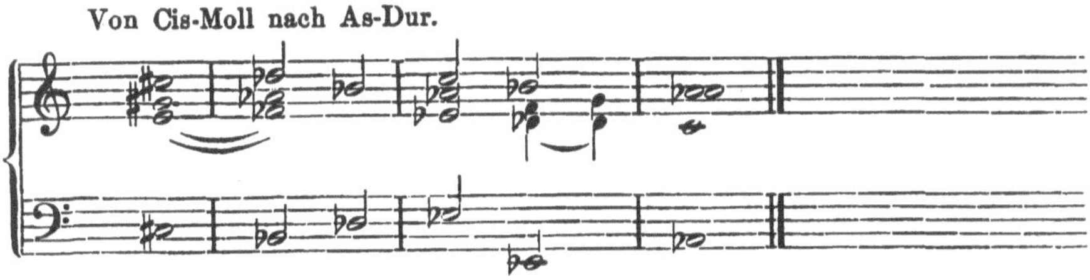

Von C-Dur nach H-Dur.

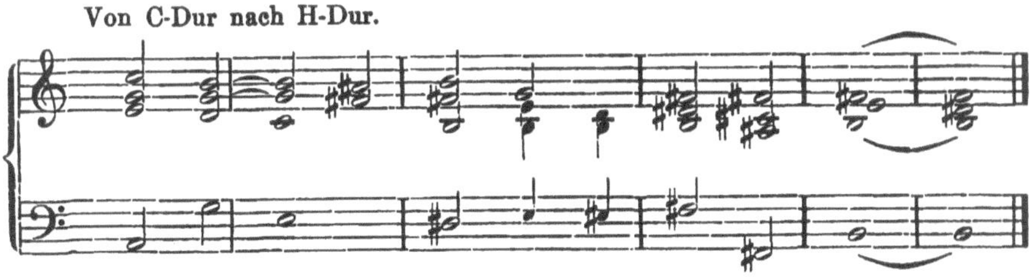

(November 1913.) **Von Des-Dur nach E-Moll.**

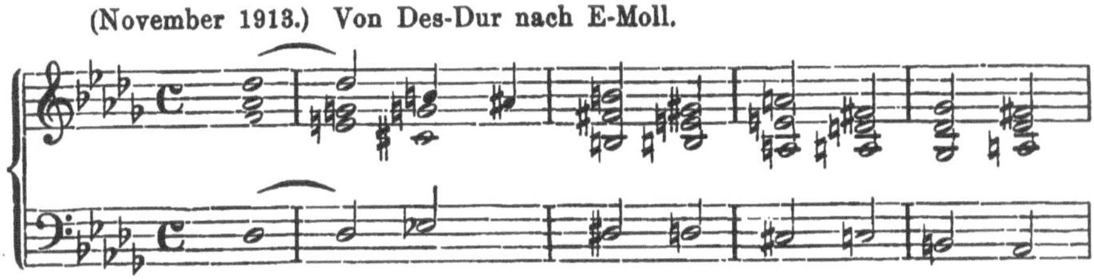

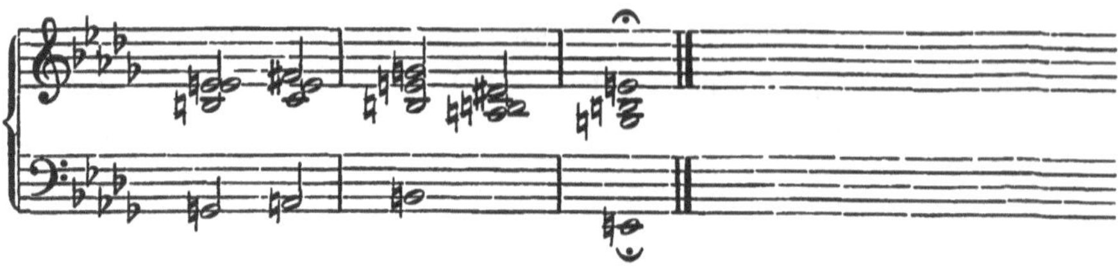

Der systematische Unterricht macht Erwin keine Schwierigkeiten. Er erwirbt die Kenntnisse rasch und ohne Mühe. Nach Angabe seiner Lehrer genügt es in der Regel, wenn man ihm etwas einmal zeigt oder erklärt, und es wird nicht bloß verstanden, sondern zugleich so innerlich erfaßt, daß er es im geeigneten Falle sofort zu verwerten weiß. Das zeigt sich am auffallendtsen bei seinen Improvisationen. Das schließt jedoch keineswegs aus, daß Erwin sich gewisse Kenntnisse, die seiner musikalischen Entwicklungsstufe noch nicht entsprechen, da ihre Erlernung und Anwendung eine reifere, entwickeltere Seelentätigkeit voraussetzt, nicht im gewünschten Maße anzueignen weiß. So mußte z. B. Prof. Weiner seinen Plan, Erwin den Kontrapunkt systematisch beizubringen, nach einigen Versuchen aufgeben, denn er sah ein, daß Erwin trotz seines hohen musikalischen Verständnisses noch nicht fähig ist, den tieferen Sinn des Kontrapunktes, die Gesetzmäßigkeit in den Gegenbewegungen aufzufassen. Zu einer mechanischen Einprägung konnte selbstverständlich bei Erwin nicht übergegangen werden. Ebenso zeigte sich, daß er die Unterweisung in den Geigengriffen, trotz einer ziemlich eingehenden einmaligen Erklärung, wobei aber nur das Prinzip erörtert wurde, nicht begreifen wollte. Die verschiedenen Prinzipien der Transposition und des Schlüssellesens kann er begrifflich auch noch nicht streng auseinanderhalten. Die Schwierigkeiten müssen einerseits seiner Jugend, andererseits jedoch seiner ungenügenden Konzentrationsfähigkeit zugeschrieben werden.

Erwins rasche Aneignungsfähigkeit fiel mir schon zur Zeit meiner ersten Untersuchung auf. Der Knabe lernte die musikalischen Begriffe, die musikalischen Zeichen und alles, was mit der Musik in Beziehung steht, unglaublich schnell. Eines Tages bat er mich, ihm über einzelne Instrumente Aufklärung zu geben. Ich habe ihm bei dieser Gelegenheit die verschiedenen Schlüssel erklärt und ihm den Tonumfang der wichtigsten Instrumente und die Notierung bei den transponierenden Instrumenten angegeben. Als ich ihn nach 2 Tagen wieder besuchte, wiederholte er mir spontan alles genau, was ich ihm mitgeteilt hatte. Zu meiner Überraschung las er die Noten der transponierenden Instrumente ganz richtig, gab mit Leichtigkeit an, wie der notierte Ton auf einem transponierenden Instrument klingt und umgekehrt, wie ein bestimmter Ton für ein transponierendes Instrument geschrieben werden muß.

Man könnte wohl meinen, daß diese hohe Leistungsfähigkeit auf das Interesse und mithin auf die Konzentration der Aufmerksamkeit zurückgeführt werden könnte. Einen Einfluß mögen Interesse und Aufmerksamkeit haben, aber damit wäre noch keineswegs erklärt, weshalb die Aneignung des musikalischen Materials bei diesem Kinde so treu und so leicht vonstatten geht. Offenbar ist diese hervorragende Leistungsfähigkeit nichts weiter als eine spezielle Äußerung seines Talentes. Die Begabung wird doch unzweifelhaft auf die Auswahl des Lernmaterials, auf die Art des Lernens, auf die Bildung der Assoziationen, auf die Bereitschaft der Vorstellungen usw. von Einfluß sein. Tatsächlich vollzieht sich auch das Erfassen des musikalischen Stoffes bei ihm viel unmittelbarer als bei einem musikalisch nicht besonders begabten Menschen. Infolge seiner hohen Begabung werden neu erworbene musikalische Erfahrungen durch das Erkennen der formalen und inhaltlichen Beziehungen leichter und fester an die früheren angeknüpft. Schon die einfachsten musikalischen Formen bedeuten etwas für ihn, denn sie erregen seine Phantasie und beschäftigen seinen Geist. Die Elemente musikalischer Gebilde sind bei ihm schärfer voneinander getrennt und gehen dennoch und gerade deshalb schneller in neue Verbände ein.

11. Kompositionen.

Nun kommen wir endlich auf die Kompositionen Erwins zu sprechen. Die wichtigsten Dokumente seiner musikalischen Begabung bespreche ich deshalb an letzter Stelle, weil bei der Beurteilung seiner Schöpfungen die oben mitgeteilten Faktoren und Umstände seiner künstlerischen Entwicklung, der Gang seiner musikalischen Erziehung und seine hervorragenden geistigen Qualitäten nicht unberücksichtigt bleiben dürfen.

Die Beurteilung von Erwins kompositorischer Tätigkeit wäre eine leichte Aufgabe, wenn wir seine Werke mit dem Maßstabe messen dürften, nach dem man Meister beurteilt, wenn wir etwa den Wert seiner Schöpfungen, ohne Vorbehalt, durch Vergleich mit den Werken erwachsener Komponisten beurteilen dürften. Das geht aber nicht an. Bei der Beurteilung von Jugendwerken müssen Umstände berücksichtigt werden, welche bei einem erwachsenen Komponisten niemals in Erwägung gezogen werden. Man wird sich gegen ein Kind, das vielleicht ohne sein Wissen und Wollen aus einer bekannten Quelle schöpft, ganz anders stellen, als gegen einen Erwachsenen, von dem man eine genaue Kenntnis der Literatur wohl voraussetzen darf, und bei dem man daher Reminiszenzen oder gar Nachahmungen — wenn sie sich auch unabsichtlich eingeschlichen haben — zurückweisen muß. Ferner müssen wir, wenn der junge Komponist gegen die ersten Regeln der Schule, gegen die richtigen Harmonieverbindungen verstößt, darauf Rücksicht nehmen, ob er schon in die Kompositionslehre eingeführt worden ist. Denn die Fehler, die aus Mangel an Kenntnissen entstehen, haben mit dem Talent eines Kindes nichts zu tun. Nur wenn gegen die elementarsten Gesetze der Harmonisierung und der Stimmführung in grober Weise gesündigt wird, ist es berechtigt, gegen die Musikalität Zweifel zu hegen. Man muß also bei der Beurteilung von Jugendwerken sehr vorsichtig vorgehen und über den jungen Tondichter nicht gar zu hart urteilen, wenn er noch nicht ganz sattelfest ist. Selbstverständlich wird man sich ebenso hüten, in mittelmäßigen Leistungen schon einen echten Künstler zu wittern. Wir müssen die Gedankenfülle, die Erfindung, den Schaffensdrang, die Arbeitslust würdigen und über das einzelne Falsche, Verzeichnete hinwegsehen. Denn reine Harmonie, durchsichtige Form, korrekter Satz, kontrapunktische Sicherheit können erlernt werden, es bedarf dazu nur einer sorgfältigen Pflege, eines gewissenhaften Fleißes; ein reiches musikalisches Gemüt aber, Erfindungsgabe, Kunstgeschmack, poetischer Schwung sind Vorzüge des Talentes, die nicht angeeignet werden können.

Eine allgemeine Charakteristik der Tonwerke Erwins zu geben ist zurzeit nicht möglich, denn seine Kompositionen sind bis auf die allerletzten doch fast alle nur Versuche, die ersten Flügelschläge eines Talentes. Erwin steht noch im Banne von Meisterwerken und bringt daher vieles über die Lippen, was nicht ganz seinem eigensten Gedanken entsprungen. Die Form, die seinen Gedanken ganz entsprechen würde, hat er vielleicht noch nicht gefunden. Er steht noch vor seiner eigentlichen künstlerischen Entwicklung oder mitten darin; in vollem Maße wird sie sich erst nach seinen Lehrjahren, nach der Zeit des ersten Aufschwunges und Strebens entfalten. Bis zu dieser Zeit kann sich seine künstlerische Richtung noch ändern, und wenn gleich die Linien der zukünftigen Gestalt schon kenntlich sind, können sie doch leicht übersehen werden, und selbst wenn man einzelne Züge zu erkennen meint, wird man selten mit Bestimmtheit voraussagen können, daß diese es sind, die den neuen Künstler ausmachen werden. Dennoch können uns die Werke Erwins manch Wichtiges und Wissenswertes sagen, sie können ein recht treues Bild von der Größe seiner Begabung und von seinem Entwicklungsgang geben.

Jugendwerke müssen stets im ganzen betrachtet und beurteilt werden. Man darf sich nicht von nichtgelungenen Abschnitten, von ungeschickten Übergängen usw. bestimmen lassen. Besonders bei längeren Stücken, wo die Durchführung im engeren Sinne sich breiter zu entfalten hat, wird sich der Mangel der technischen Beherrschung leichter fühlbar machen als beim fertigen Künstler, der auch in diesen Partien, welche nicht in dem Maße wie die Themen selbst aus der Inspiration quellen, den besten Weg zu finden weiß.

Die Hauptsache ist der Stil, die Erfindung, und beim Vergleich mehrerer Werke — der Fortschritt. Denn obgleich wir an manchen Kompositionen formell nichts auszusetzen wüßten, kann der Stil des Komponisten vulgär, trivial sein, während wirkliche Künstlerleistungen, an denen wir in formaler Hinsicht vielleicht manches zu tadeln hätten, einer ungleich edleren Richtung angehören können.

Für Erwin ist es in dieser Hinsicht bezeichnend, daß er sich an die Meister der großen Zeit der deutschen Musik anlehnt. Das muß um so mehr betont werden, als im Gegensatz zu Erwin die meisten jungen Komponisten dem Wege ihrer größten Zeitgenossen folgen; sie sind in ihren Gedanken, Ausdrucksformen durch sie am meisten beeinflußt. Die Kompositionen Erwins sind bisher von den Einflüssen der berühmten zeitgenössischen Komponisten, die er zwar genügend kennt und von denen er manche sogar hochschätzt, nahezu frei geblieben. Zu den Klassikern steht er dagegen in einer innigen Beziehung, die auf einer natürlichen Verwandtschaft der künstlerischen Denk- und Ausdrucksart beruht, und daher kommt es, daß ihn die älteren Meister so gewaltig anregen und daß sie es sind, die zu seinen Erziehern werden. Diese Anregung artet aber niemals in Nachahmung aus.[1] Denn seine Kompositionen sind doch

[1] Manchmal kommen dennoch Fälle vor, wo sich stärkere fremde Einflüsse geltend machen. Als Beispiele mögen hier zwei Themen mitgeteilt werden. Das erste ist aus der Des-Dur-Fantasie aus dem Jahre 1913, das zweite aus den in demselben Jahre komponierten „Klagenden Tönen“. Das Thema aus der Des-Dur-Fantasie lehnt sich an Chaminade. Es scheint mir, daß Erwin hier unmittelbar durch ihre „Pierette“ beeinflußt wurde. Das andere Thema ist unter dem Ein-

die Ergebnisse einer selbständigen und freien Phantasie, sie entspringen seinem eigensten Innenleben. Dadurch erklärt sich, daß er ohne Schwanken seinen eigenen Weg geht, ohne sich, wie so mancher junge Komponist, aus Suggestibilität

---

flusse Chopins entstanden. Der dritte und vierte Takt schienen mir sogar als einfache Entlehnungen, ich forschte aber ihrer Spur in den Werken Chopins vergebens nach. In Stimmung und Charakter steht wohl dieses Thema dem zweiten Thema (sotto voce) der B-Moll-Nocturne und der Prélude in Fis-Dur am nächsten, melodisch ist es der Des-Dur-Nocturne (Takt 10—11) verwandt.

1.

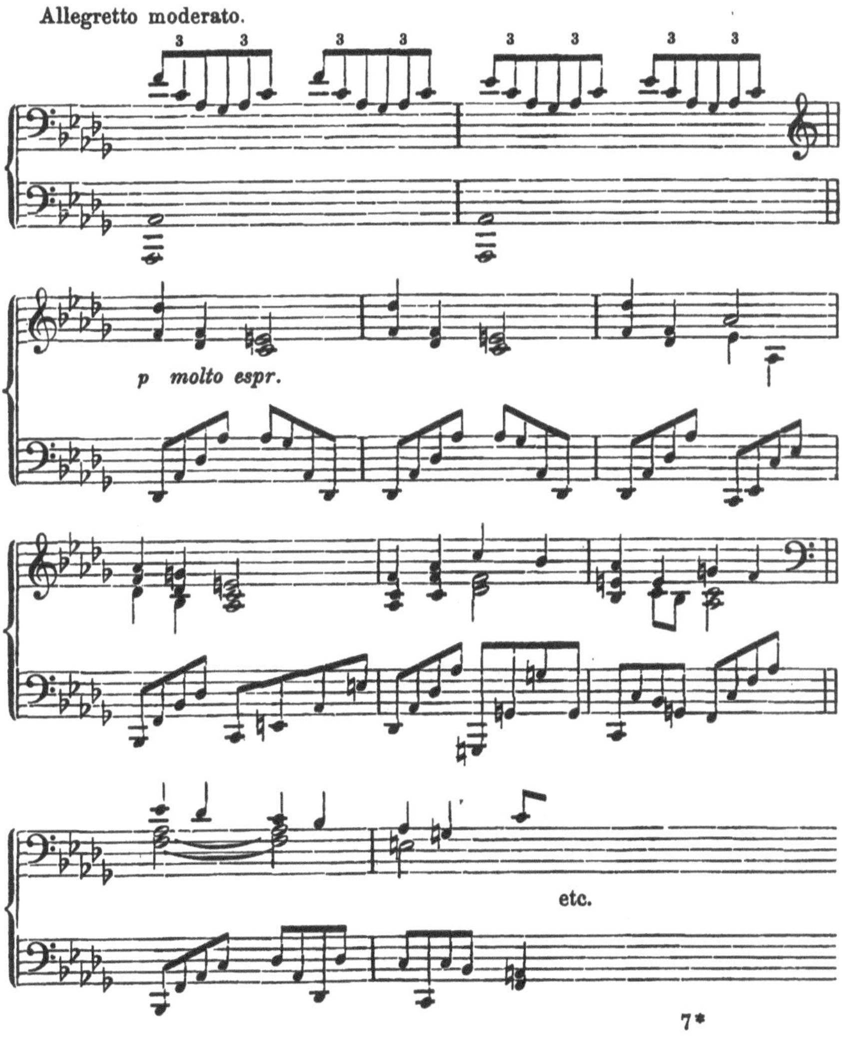

von Zeit zu Zeit durch verschiedene, einander häufig entgegengesetzte Richtungen beeinflussen zu lassen.

Und das ist besonders zu unserer Zeit ein gutes Zeichen, wo man nach Sonderheiten sucht, wo man die bescheidensten Gaben durch gekünstelte, sinnlose Formen bedeutend erscheinen lassen will, zu einer Zeit, wo das übermäßige Hervorkehren der prononcierten eigenen Züge, womit der Mangel echter Schaffenskraft verdeckt werden soll, — wo die Verschmähung und Ignorierung großer Vorbilder manchmal sogar als Vorzüge (wohl die einzigen Vorzüge) geltend gemacht werden. Zum Verbergen der Talentlosigkeit ist diese Art wohl geeignet, aber man kann die Inproduktivität und Unaufrichtigkeit nicht lange verheimlichen. Die bewunderte Scheinkunst wird schnell zur kindischen Spielerei, und es dauert nicht lange, daß die anfangs Geblendeten der Täuschung gewahr werden.

2.

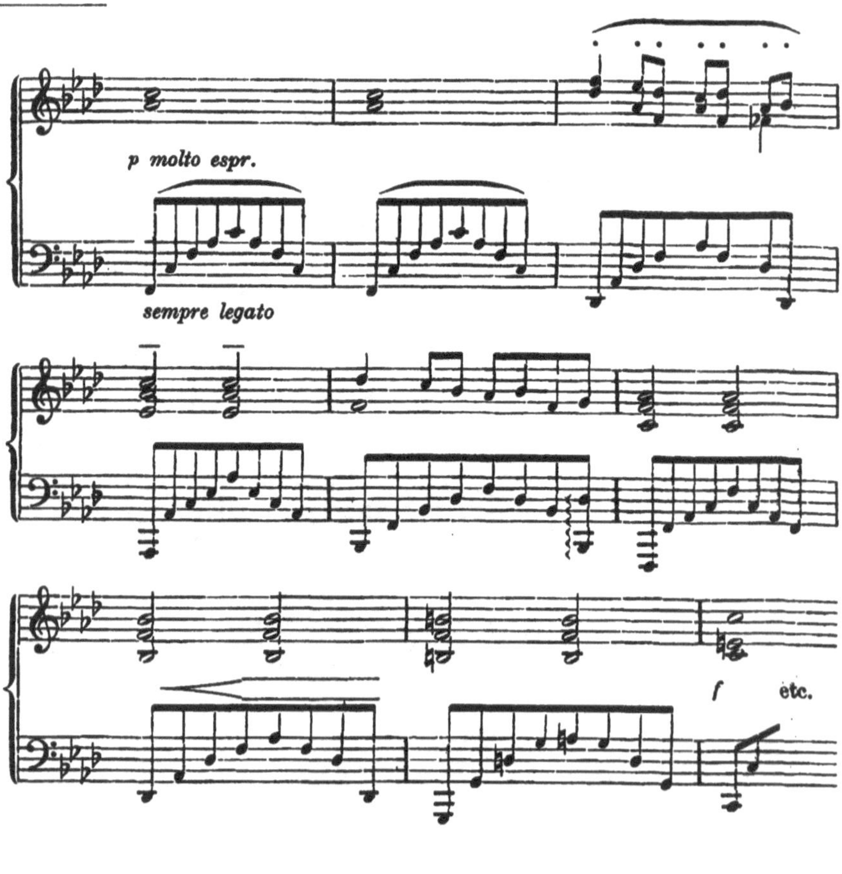

Selbst bei bedeutenderen Komponisten zeigt sich die Unaufrichtigkeit, am deutlichsten dann, wenn sie ihrer selbst überdrüssig werden, wenn sie von der seelenlosen Mache ermattet sich nach wahrhaftem Ausdruck sehnen und versuchen, endlich klar, einfach und ehrlich zu komponieren. Die Unbegabten verharren bei ihrer zerfahrenen Musik, und mit falschem Enthusiasmus und falscher Leidenschaft wollen sie sich und das Publikum betören.[1]

Es ist hier nicht der Ort, mich ausführlicher über diese Dinge auszusprechen, doch liegt es mir fern, alles zu bekämpfen, was die moderne Musik an Ausdrucksformen hervorgebracht hat. Es gibt moderne Komponisten, deren Streben Achtung einflößt, die uns, weil sie schärfer umrissene Pläne in sich tragen, auch wirklich neue Formen und Gestalten schenken. Und wenn es ihnen auch nicht immer glückt, ihre Gedanken durchzuführen, so bleiben sie doch die Vorkämpfer der neuen Kunstrichtungen. Mögen sie sich im Vorgefecht um die unschätzbaren Güter der Kunst aufopfern, so sind es doch sie, die die wichtigen Zwischenglieder in der Entwicklung der Kunst gewesen sind. Wohl werden ihre Namen vergessen — ihre Gedanken blühen in den Werken der Zukunft auf.

In den Werken der Großen liegen, zu einem wunderbaren Ganzen zusammengefaßt, alle kühnen und alle bescheidenen Versuche der Vorgänger, und vielleicht liegt in diesen Werken sogar alles, was je geschrieben und erfunden worden ist. —

Ich halte Erwins musikalischen Geschmack nun deshalb für gesund und für seine weitere Entwicklung glückverheißend, weil ein natürlicher Trieb ihn die unfertigen, erst in Entfaltung begriffenen Richtungen meiden läßt und ihn auf das Vollkommenste zurückgehen heißt. Als Jünger der Klassiker wird er sich bei den Bestrebungen der modernen

---

[1] Mit den Grundfragen der modernen Kunstrichtungen beschäftigt sich unter anderem das wissenschaftlich wie literarisch wertvolle Buch von B. Alexander: Über Kunst und künstlerische Erziehung. Budapest, 1908. Französisch: L'Art, Paris, Fontemoing & Cie., 1914.

Richtungen, falls es ihn später dahin ziehen sollte, mit weit größerem Erfolg betätigen können, als wenn er schon in der Jugend in die kaum erschlossene neue Spur einlenkte.

Ein Zug erregt beim Überblick über die Kompositionen Erwins am meisten unsere Aufmerksamkeit. Seine Schöpfungen haben jede ihren besonderen Charakter, ihren eigenen Stimmungsgehalt. Man findet in Erwins Inventionen Zartes und Kräftiges, Ruhiges und Leidenschaftliches, Heiteres und Düsteres. Dieser Zug ist es vor allem, worin sich Erwin von den meisten Komponistenwunderkindern unterscheidet, die in ihrer ersten Schöpfungsperiode fast durchweg dieselbe Stimmung in derselben Form zum Ausdruck bringen. Die kleine Auswahl aus Erwins Kompositionen, die ich hier veröffentliche, liefert ausreichende Belege für meine Behauptung, daß es bei ihm anders ist. Interessant ist es, daß das Merkmal der Stimmungsverschiedenheit, der Stimmungsreichtum, Erwin selbst aufgefallen ist, so daß er bei einer Gelegenheit sogar selbst davon sprach.

Neben dem Stimmungsreichtum ist noch die Stimmungseinheitlichkeit der Kompositionen bemerkenswert. Man kann nämlich beobachten, daß Erwin sowohl in seinen kleineren wie in seinen größeren Werken durch das ganze Stück hindurch immer an derselben musikalischen Grundstimmung festhält. Das zeigt einerseits, daß jede Komposition der Ausdruck einer musikalischen Stimmung ist, anderseits, daß Erwin sich bei der Durchführung niemals ablenken läßt, was bei einem so jungen Kind wirklich hoch anzurechnen ist.

Was die Grundstimmung der Kompositionen anbelangt, ist sie vorherrschend lyrisch, mitunter pathetisch, zuweilen auch dramatisch, wie das „Moses-Oratorium“ und die „Phantasia“.

Ein Ausdrucksmittel, dessen er sich mit Vorliebe bedient und das wohl ein Streiflicht auf seine romantische Seite wirft, besteht in dem Gegensatz von Tiefe und Höhe. Der ganze weite Bereich der musikalischen Skala muß heran, der Melodie verschiedene Färbungen zu geben. Beispiele finden sich im Trauermarsch für Cello, in der Ballade und in der Kadenz.

Äußerst bezeichnend für die Bestimmtheit der Stimmungen und für die Sicherheit, mit welcher Erwin sie trifft, sind die Titel, in deren Wahl er unfehlbar ist.

Es ist denkbar, daß für jemand das Stimmungsvolle der Kompositionen der unentfalteten Seele des Kindes zu widersprechen scheint. Denn auf der einen Seite sieht er das Kind mit allen seinen kindlichen Gedanken und Vorstellungen, mit seinen einfachen Gefühlen, Stimmungen und Wünschen, auf der anderen Seite seine ernsten, tiefsinnigen Kompositionen. Zu der feinen, bewegten Dichterseele will das Kindergesicht nicht stimmen.

Allein es ist vor allem unrichtig, Kindern die Mannigfaltigkeit der Gefühle und Stimmungen abzusprechen. Man unterschätzt leicht das Gefühlsleben der Kinder, denn sie bedienen sich im Verkehr mit Erwachsenen beim Ausdruck ihrer Erlebnisse vielfach nicht des differenziertesten Ausdrucksmittels, der Sprache. Sie gehen damit noch etwas unbeholfen um, denn sie kennen weder die Feinheit der Redewendungen, noch die Nuancen der Betonung. Ferner geben die Kinder über ihre Gefühle und Gedanken anderen keine Rechenschaft, weil sie aus kindlicher Schüchternheit sich nicht recht trauen. Ihr inneres Leben ist uns ferner deshalb so schwer zugänglich, weil sie ihre Erlebnisse zum Teil in anderer Weise als wir ausdrücken und weil ihnen vor allem die Freiheit fehlt, dank welcher uns die Gefühle zu Handlungen antreiben. Es ist sehr schwer, sich in das Gefühlsleben eines Kindes hineinzuversetzen, schon deshalb, weil sich ein Kind Erwachsenen gegenüber wie eine Schnecke benimmt, man braucht es nur leise zu berühren, so zieht es sich sofort zurück. Das Kind ist den Erwachsenen gegenüber sehr mißtrauisch, es erzählt ihnen nur ganz selten von seinen Hoffnungen und Erwartungen, sie bleiben also vor ihnen verborgen, verschwiegen. Tauchen aber diese Gefühle,

Stimmungen, Wünsche einmal auf, dann wird uns plötzlich klar, wie tief und reich die kindliche Seele an zuständlichen Erlebnissen ist, wie oft wir die Kinder mißverstanden oder sogar unterschätzt haben, aus dem einfachen Grunde, weil wir von den Geschehnissen ihres Innern kaum etwas wußten. Sind aber Kinder für Gesang und Musik begabt, so ist das ein besonderes Glück, denn sie haben dann ein prächtiges Mittel, ihre Stimmungen frei, unbehindert auszudrücken, und dann enthüllen sie sich in Klang und Sang.

Ein weiteres Merkmal, das Erwins Kompositionen auszeichnet, ist der Melodiereichtum. Dies ist die bedeutendste Seite seiner Begabung. Im ersten Aufblühen seiner Jugend, da musikalischer Satz und Form noch unentwickelt sind, drängt es ihn zur Melodie, die nimmt ihn fast ganz in Anspruch, weil sie ihm wirklich aus eigener Quelle zuströmt. Und darin leistet er auch in der Tat Originelles. Seine Melodien sind alle einfach, natürlich, selbstverständlich, fließend. Wie sie entstanden, so werden sie gebracht. Und diese Einfachheit, Natürlichkeit und der seelenvolle Zug des Gesanges verraten am meisten die Ursprünglichkeit und Echtheit seines Talentes.

Es kann nicht zu stark betont werden, wie knapp er seine Themen ausarbeitet. Ohne Umschweife fängt er mit dem Hauptmotiv an und zieht am Schluß nichts in die Länge. Darum erscheinen die meisten Stücke so abgerundet, jedes ein wohlgezeichnetes Bild mit übersichtlichen, klaren Verhältnissen.

In manchen Fällen kommt ferner mit ganz besonderer Deutlichkeit ein anderer Zug seiner Begabung zum Ausdruck, sein Sinn für Instrumentalmusik. Er hat manche Kompositionen geschaffen, die in einigen ihrer Teile als Orchestralmusik anmuten; als Klaviermusik üben sie keine besondere Wirkung. Diese Eigenschaft Erwins ist um so bemerkenswerter und für die Prognose seiner zukünftigen kompositorischen Richtung um so sicherer zu verwerten, als er bis jetzt nur pianistisch tätig war. Ausdrücklicher zeigt sich diese Neigung in einer Oktober 1911 komponierten und mir nur als Torso bekannten Ouverture, wo sich Erwin wegen der großen Zahl der selbständigen Stimmen sogar selbst genötigt fühlte, 3 Liniensysteme anzuwenden. Ferner gehört hierher das von ihm „Moses-Oratorium" genannte Stück, das er in seinem siebenten Jahre komponierte und das nur noch in einigen Bruchstücken vorhanden ist. Das Stück, das den Tod Mosis darstellen soll, ist ein in $^4/_4$ gehaltenes, schwermütiges Adagio. Das Hauptmotiv tritt schwer, gemessen auf, wird zunächst etwas variiert, dann nach den tiefen Baßregionen verlegt, wo es, in tiefe Melancholie versinkend, sich verliert. Dann tritt ein neuer, ganz orchestralisch behandelter Satz in etwas schnellerem Tempo ein, kräftig hervortretend und schwungvoll. Die letzten Akkorde (deutlich als Hörner, Posaunen gefühlt) führen zum Schlußsatz, wo das Hauptmotiv in der Tiefe pp einstimmig einsetzt (Kontrabässe), an Stärke stetig zunimmt, nochmals auf der Dominante mit angeregterer Bewegung (Streichorchester) gebracht wird, bis es endlich verklingt. — Zu der Komposition hat ihn die Matthäus-Passion angeregt, die er eben zu dieser Zeit aufführen hörte. Das ganze Stück wirkt wie die Klaviertranskription eines Orchestralwerkes. Leider ist dieses Stück nicht in Noten gesetzt, nur von Erwin zu jener Zeit auswendig gespielt worden, daher kann ich dieses auch nach anderen Seiten hin interessante Werk hier nicht mitteilen.

Zuweilen stellt sich Erwin für die orchestrale Behandlung seiner musikalischen Gedanken so fest ein, daß er die Grenze der technischen Möglichkeiten am Klavier überschreitet. Für seinen Sinn für Orchestralmusik spricht ferner die oben schon erwähnte Leistungsfähigkeit im Partiturlesen.

Anlage zur symphonischen Dichtung äußert sich sehr deutlich in einem aus dem Jahre 1914 stammenden Stück. Als Beispiel soll hier ein Teil dieser Komposition dienen:

Aus einer „Sonate dramatique". (1914.)

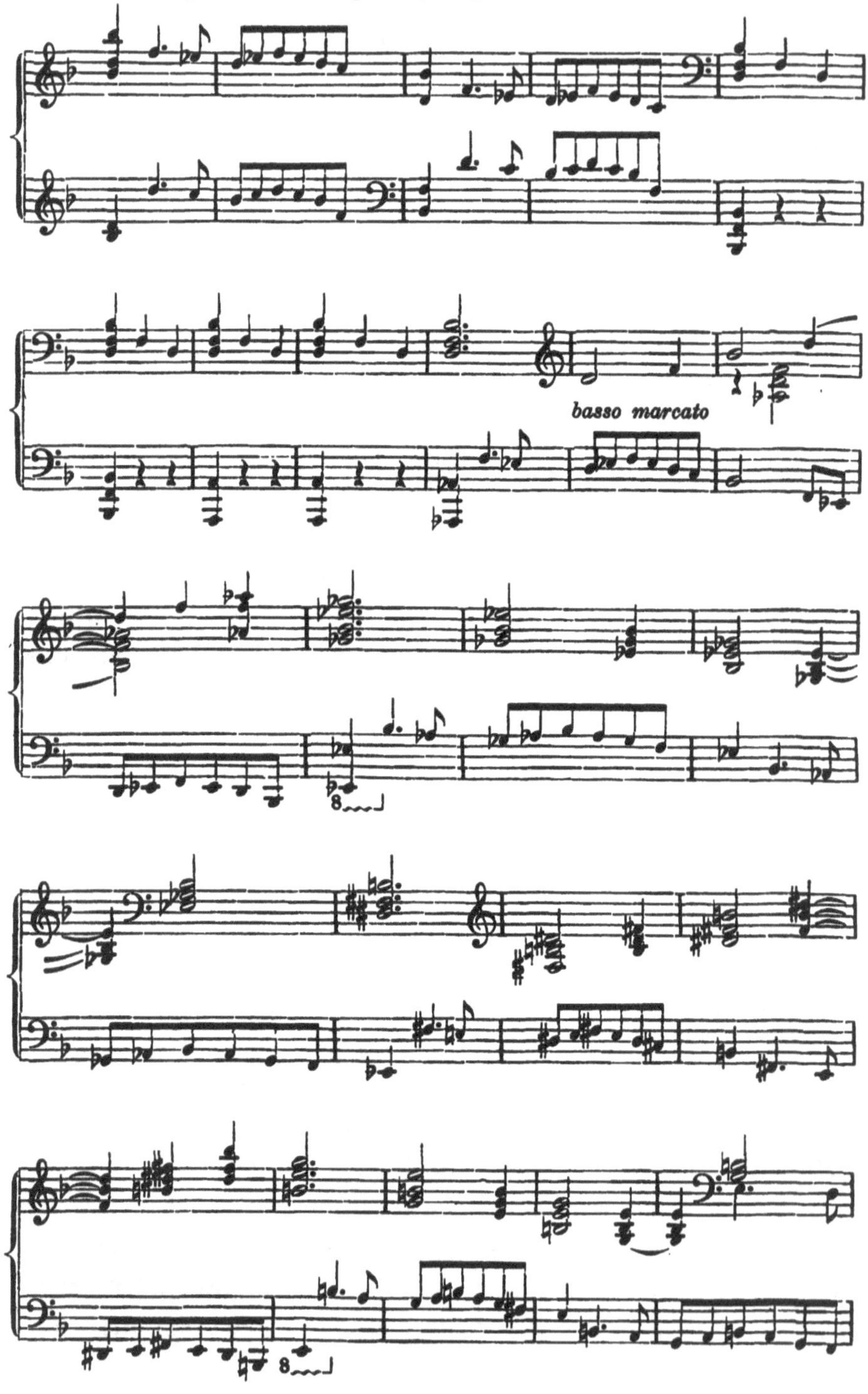

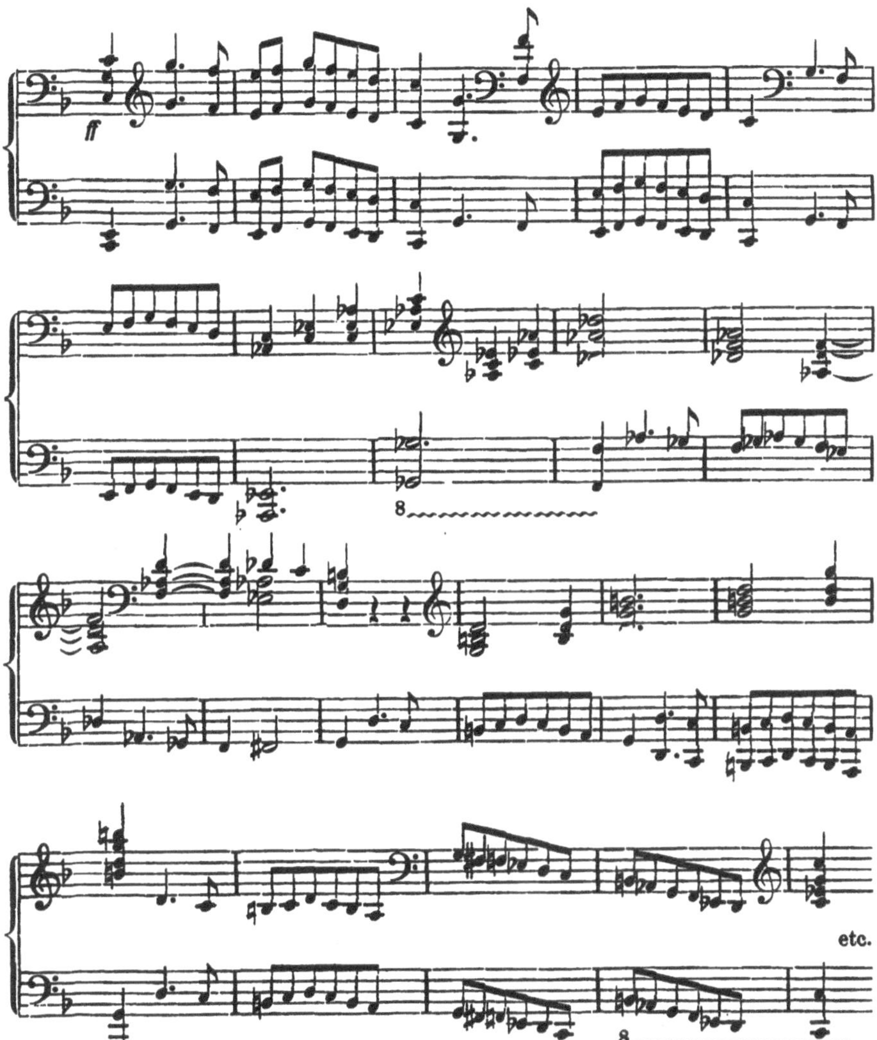

Wir wollen nun noch einige Worte über den Entwicklungsgang sagen. Diese Entwicklung läßt sich aus seinen Werken deutlich erkennen. Die hier zu veröffentlichenden Kompositionen, wenn sie gleich nur einen ganz kleinen Teil seiner bisherigen Arbeiten darstellen, geben doch ein recht gutes Bild davon.

Im allgemeinen wird man wohl behaupten können, daß sich Erwin während seiner Kindheit als Komponist stetig entwickelt hat, wenn auch diese Entwicklung nicht zu jeder

Zeit in gleichem Tempo vor sich gegangen ist. Es traten hier, ähnlich wie bei der Entfaltung der geistigen Eigenschaften überhaupt, Schwankungen auf, die die Entwicklungsgeschwindigkeit zeitweilig herabsetzten. Am deutlichsten trat eine solche Schwankung bei Erwin zwischen seinem siebenten und achten Jahre zutage. Der Zeitraum, in welchen die Verzögerung der Entwicklung der kompositorischen und wahrscheinlich auch der übrigen musikalischen Fähigkeiten fällt, stimmt übrigens gut mit der Periode überein, die durch eine gesetzmäßige Verlangsamung in der Entfaltung der allgemeinen geistigen Fähigkeiten charakterisiert ist, und es ist daher anzunehmen, daß wenigstens zum Teil in beiden Fällen auch gemeinsame Ursachen wirksam sind. Die beobachtete Verzögerung in der Entwicklung von Erwins kompositorischer Begabung ist demnach zum Teil auf sein eben in dieser Zeit energisch einsetzendes körperliches Wachstum zurückzuführen. Die bekannte Rückwirkung des physischen Wachstums auf die geistigen Funktionen[1] wird also auch bei den musikalischen Fähigkeiten ihren Einfluß geltend gemacht haben. Sicherlich war auch die ungewohnte Schularbeit der musikalischen Entwicklung ungünstig.

Bei dieser Erscheinung ist noch ein besonderes Moment zu berücksichtigen. Ich glaube nämlich, daß die etwas hingezogene Verlangsamung auch damit in Beziehung steht, daß während dieser Periode Erwin keine Förderung und Anregung empfing und nicht einmal in die Lage kam, sich wenigstens etwas theoretisch auszubilden. Denn zu jener Zeit genoß er außer Klavierunterricht keinen anderen Unterricht in der Musik und es ist daher nicht verwunderlich, daß wegen Mangel an neu erworbenen Kenntnissen eine Verzögerung in seiner musikalischen Entfaltung eintrat. Da er nichts Neues lernte und keine persönliche Anweisung erhielt,

---

[1] Vgl. E. Claparède, Kinderpsychologie und experimentelle Pädagogik. Leipzig 1911, S. 115ff.

mußte er mit den Kenntnissen auskommen, die er in seiner frühen Kindheit dank seiner außergewöhnlichen Musikalität und Auffassungsfähigkeit autodidaktisch erworben hatte, und die nun seinen erhöhten Anforderungen nicht entsprachen; neuer Stoff und neue Formen hätten ihm geboten werden müssen, woran sich die Anlage zu weiterer Entfaltung hätte betätigen können.

Seit seinem achten und noch deutlicher seit seinem neunten Jahre, nach welchem einerseits sein rasches körperliches Wachstum zu einem relativen Stillstand kam, andererseits seine musikalische Ausbildung in Gang gebracht wurde, ist seine Entwicklung sehr auffällig geworden, was besonders in den letzten drei mitgeteilten Werken zum Ausdruck kommt.

Um ein recht anschauliches Bild von der Entwicklung seiner Leistungsfähigkeit zu erhalten, besonders aber, um den Einfluß des musikalischen Unterrichtes studieren zu können, ließ ich von ihm dasselbe Thema zu verschiedenen Zeiten bearbeiten. Das Thema[1] lautete:

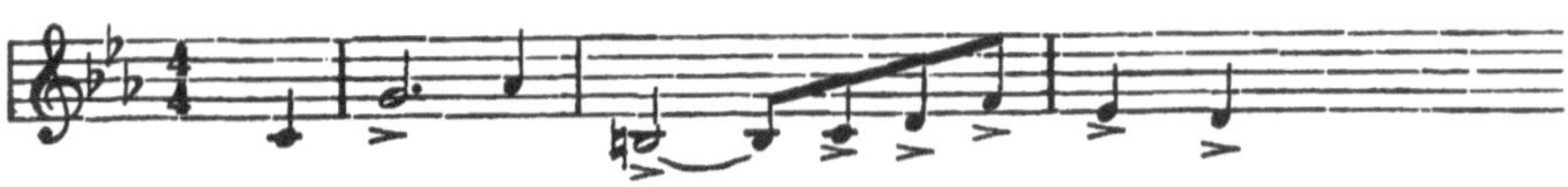

Das Thema habe ich Erwin vorgelegt und ihn aufgefordert, etwas darüber zu improvisieren. Sobald er die Improvisation beendet hatte, ließ ich sie am Klavier wiederholen und dann in Noten setzen. Die erste Improvisation über das vorliegende Thema stammt aus dem Jahre 1910 (Juni), die zweite aus dem Jahre 1913 (Juni). Die beiden Improvisationen sind nicht nur als Ausdruck für Erwins musikalische Entwicklung, sondern auch als Dokumente für seine Spontaneität, seine musikalische Schlagfertigkeit und sein rasches Arbeiten von Bedeutung. Die Improvisation vom Jahre 1913 hat Erwin samt Niederschrift und Korrektur in einer halben Stunde fertig gebracht.

---

[1] Thema von Herrn v. Hornbostel, welches er bei seinen Versuchen mit E. W. Korngold benutzte.

Improvisation aus dem Jahre 1910.

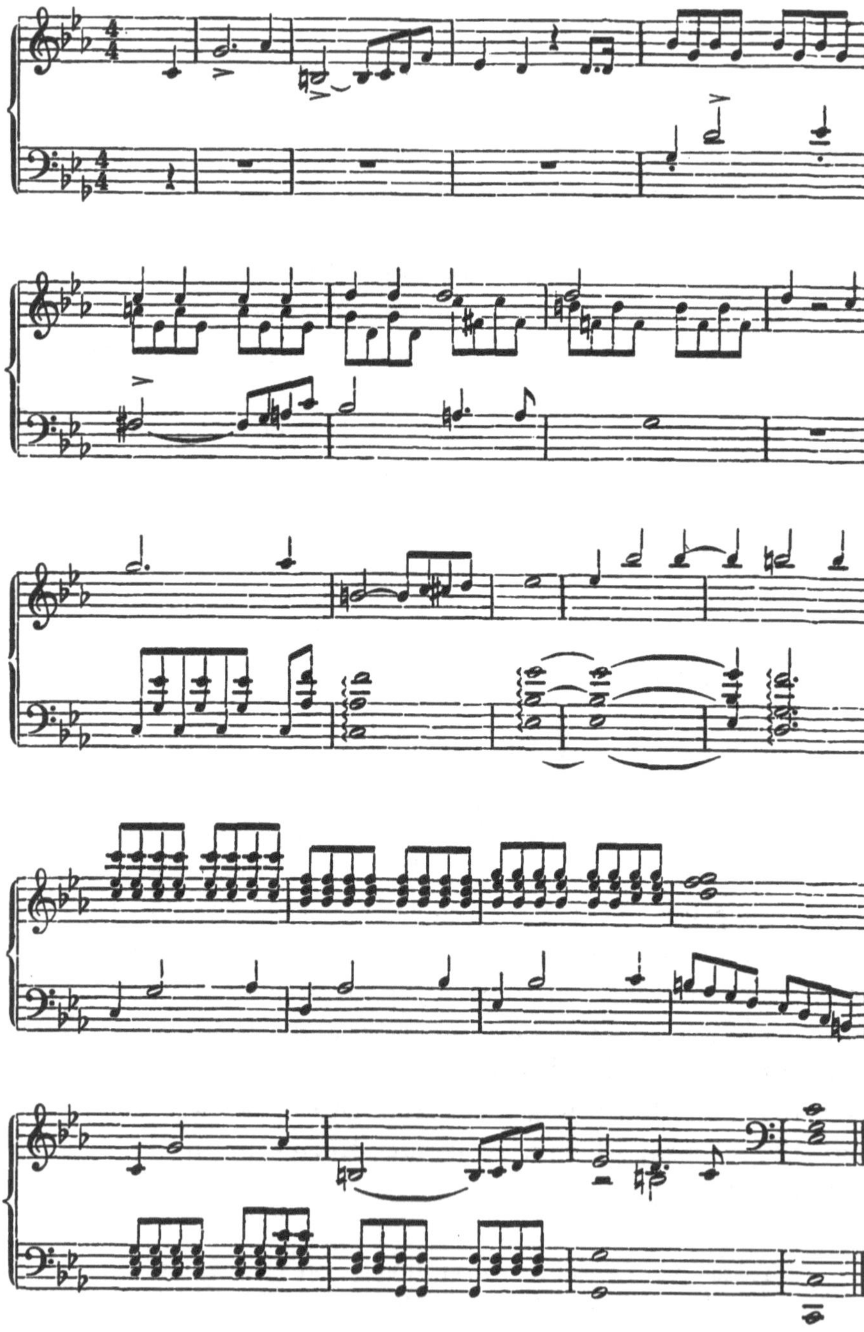

Improvisation aus dem Jahre 1913.

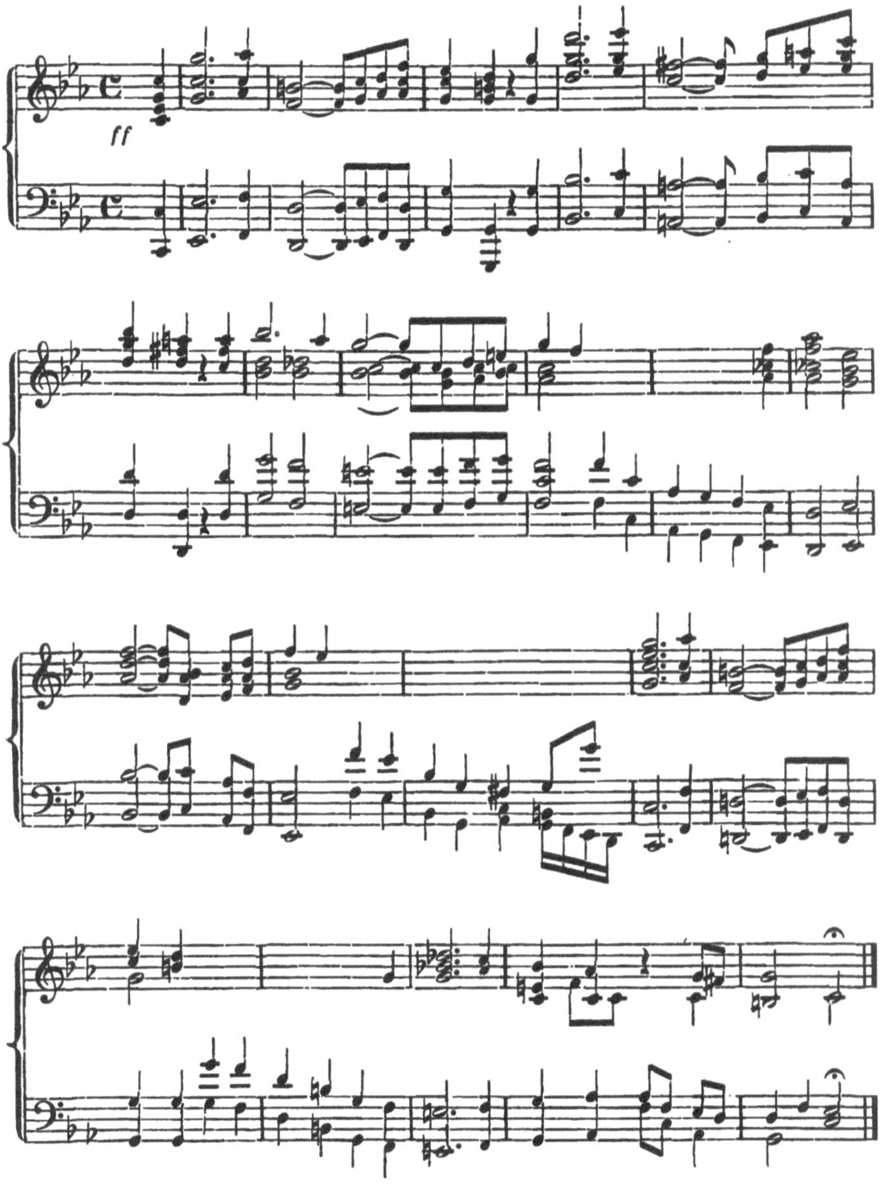

Als Beilage veröffentliche ich einige Kompositionen Erwins in chronologischer Folge. Ich habe an den Tonstücken nichts geändert, ich gebe sie genau so wie sie von Erwin komponiert sind. Von der Mitteilung korrigierter Werke habe ich Abstand genommen.

Eine genaue Analyse der Kompositionen werde ich nicht geben, denn jeder Kenner wird sowohl die Feinheiten des Satzes, des Aufbaues usw., wie auch die Fehler unschwer selbst auffinden. Ich werde also die einzelnen Stücke nur ganz kurz charakterisieren und die Aufmerksamkeit auf die im Laufe der Zeit auftauchenden wichtigsten Züge der kompositorischen Begabung richten.

Der Trauermarsch für Cello mit Klavierbegleitung ist von den hier veröffentlichten Kompositionen die früheste (Beilage 1). Er wurde im Sommer 1909 komponiert, als Erwin $6^1/_2$ Jahre alt war. Zu dieser Zeit hat Erwin Cello noch niemals als selbständiges Instrument, sondern nur im Orchester gehört, und eben deshalb ist es von ganz besonderem Interesse, wie er das ganze Tonstück und die Tonlage, wo sich die Stimme bewegt, dem Charakter des Violoncells entsprechend so ausgezeichnet getroffen hat. Man beachte nur den Teil, wo die Melodie vor dem Schlußteil in die eingestrichene Oktave verlegt wird (d^1—g^1—b^1), um ihr einen wehmütigen Charakter zu geben. Das Stück ist dem Violoncello so gut angepaßt, daß sogar bei einer Klaviertranskription jedermann erkennen würde, daß es für das Cello gedacht ist.

Das Stück in formaler Beziehung zu analysieren wäre unangebracht. Von einem sechsjährigen Kinde kann man formale Rundung und korrekten Satz nicht fordern, zumal wenn es noch nicht einmal die elementaren Kenntnisse in der Kompositionslehre besitzt. Die kompositorischen Eigenschaften, die bei der Beurteilung dieses Stückes in Betracht kommen, sind die Invention und die Stimmungseinheit. Und in dieser Beziehung hat Erwin in diesem Tonbild für sein Alter Erstaunliches geleistet. Sehen wir von der unzureichenden Form ab, und von der Monotonie der Klavierbegleitung, die jedoch dem Charakter des Trauermarsches entspricht, und versuchen wir wie bei einem Gesang nur die Melodie, den ursprünglichsten musikalischen Ausdruck der Stimmungen in uns dringen zu lassen, dann wird uns klar, daß in diesem reichen, ausströmenden Gesang eine echte Dichterseele aufging. Seine Phantasie ist reich und natürlich, schöne innige Melodien treten auf, die zum Teil liedartig abgeschlossen, zum Teil aber abgebrochen sind. Von Formensinn geben trotz der formalen Mängel manche Teile des Stückes Zeugnis. Bemerkenswert ist in dieser Beziehung das 15taktige Thema am Anfang des Stückes. Ferner ist ein mit espressivo bezeichnete und vor der Coda einsetzende Abschnitt des Stückes von Interesse, denn er entspricht den Forderungen der einfachen zweiteiligen Liedform vollkommen. Dieser Teil ist nämlich ganz der Regel nach aus 2 achttaktigen Perioden gebildet.

Noch eine Bemerkung. Erwins Kompositionen verraten in der Regel nichts von seiner magyarischen Abstammung. Am ehesten weist noch dieser Trauermarsch auf seine Heimat hin, denn die ersten 4 Takte des ersten Satzes haben einen volkstümlichen Anstrich, und besonders die zweiten zwei Takte klingen wie Töne aus einer ungarischen Volksweise. Weitere Anlehnungen an den Volksgesang fand ich in seinen Kompositionen fast nirgends. Es würde eine Bereicherung unserer Musik bringen, wenn er sich später ein noch innigeres Verhältnis zu den ungarischen Volksweisen erwürbe, aus denen man so viel Ursprüngliches, Schönes und Edles schöpfen kann.

Das zweite hier zu veröffentlichende Werk, die Serenata, die zu den lieblichsten Schöpfungen Erwins gehört, ist im Jahre 1909, einige Monate nach dem Trauermarsch komponiert worden (Beilage 2). Sie lehnt sich am meisten dem Stil des Zeitalters Mozarts an, sie scheint sogar etwas von Mozartschem Geist innezuhaben.

Es scheint mir, daß uns die Serenata in der Einfachheit und Tiefe der Melodie, in der Einheitlichkeit des Musikalischen und der Stimmung, in der Durchführung des Themas und sogar in der Form an die Klavierwerke des achtjährigen

Mozart erinnert. Mozart hat zwar — wie aus seinem neuerdings veröffentlichten Notenbuch[1] hervorgeht — in seinem achten Jahre in formaler und besonders harmonischer Richtung unvergleichlich vollkommener komponiert als Erwin, was neben der viel höheren Begabung noch zum Teil auf sein außerordentlich günstiges musikalisches Milieu, auf seine fortgeschrittenere musikalische Bildung und auf die die Entwicklung so günstig beeinflussende musikalische Kultur jenes Zeitalters zurückgeführt werden kann. Trotzdem wird man gewisse Eigenschaften finden können, wie den Melodienreichtum, die Stimmungseinheitlichkeit, die bei beiden Knaben nahezu in gleichem Maße vorhanden zu sein scheint, wenn man die chronologisch entsprechenden Kompositionen der beiden Wunderkinder bis zum 7. und 8. Jahre nebeneinanderstellt.

Die Melodie der Serenata ist edel und wohllautend, sie zeichnet sich durch ihre Einfachheit und Natürlichkeit aus. Bemerkenswert ist der Mittelteil des Stückes, der zu dem wiederkehrenden Hauptsatze so sanft zurückführt, und besonders die schöne Zeichnung der im dritten Takt auftretenden Trillerfigur.

Vom formalen Standpunkte aus ist die Serenata viel entwickelter als der Trauermarsch. Sie stellt ein dreiteiliges einfaches Lied dar.

Ungefähr zu derselben Zeit wie die Serenata komponierte Erwin eine Ballade. Bei dieser Komposition wollte Erwin seine schöpferische Kraft an einem größeren Werk erproben. Trotz aller Mängel muß die Ballade als ein Werk von eigenem Interesse bezeichnet werden. Sie besteht aus einem Kranz verwandter Melodien, die durch ihre Stimmungseinheitlichkeit zu einem zusammenhängenden Tonbild verwoben sind. Es fällt bei der Ballade auf, daß im Gegensatz zu den früheren Werken ein gewisses Interesse für virtuosenhafte Bearbeitung zu merken ist. Darauf weisen vor allem die

---

[1] Mozart als achtjähriger Komponist. — Ein Notenbuch Wolfgangs. Herausgegeben von G. Schünemann. Breitkopf & Härtel, Leipzig.

vielen Passagen hin, die beim ersten Anhören etwas trivial wirken, was sich indes durch öfteres Spielen etwas mildert. Das Stück würde schon ein gewisses Interesse erwecken, wenn es vollständig veröffentlicht werden könnte, dazu ist es aber zu lang (204 Takte). Ich muß also von der Mitteilung der Ballade leider gänzlich absehen.

Das folgende Werk ist ein ebenfalls im Jahre 1909 komponiertes Nachtlied[1] (Beilage 3). Es ist vor allem durch den Wechsel des Rhythmus charakteristisch. An eine magyarische Volksweise erinnern die Takte 15 bis 19. Ich teile hier nur den Anfang des Liedes mit, da die übrigen Teile nur geringfügige Modifikationen des Themas bringen.

Einen weiteren Fortschritt bedeutet das im Jahre 1910 komponierte Tema con variazioni (Beilage 4). Das gewählte Thema ist einfach, achttaktig und zur Variation sehr geeignet. Obschon die Komposition auf große Originalität keinen Anspruch erheben kann, verdient die Leistung, die in dieser Arbeit zutage tritt, doch Beachtung. In den Variationen können wir einen neuen Zug Erwins entdecken, nämlich einen kräftigen Sinn für das Rhythmische. Interessant ist es, wie er die rhythmische Änderung als Mittel zur Variation anwendet. Da die Variationen für den Entwicklungsgang des Kindes nicht besonders charakteristisch sind, veröffentliche ich nur das Thema und einige kurze Variationen. —

Noch in demselben Jahre komponiert Erwin das erste Frühlingslied (Beilage 5). Es ist ein lindes, jungfräulichzartes, duftiges Lied. Der Hauptsatz des Liedes ist sehr gut gelungen, dem Mittelsatz hingegen (nicht mitgeteilt) fehlt der melodische Schwung. Obgleich es nicht ganz originell ist — es erinnert vielleicht am meisten an Mendelssohn —, spricht aus dem Stück doch selbständige Erfindung.

Dieses Frühlingslied zeigt nach formaler Richtung einen

[1] Ich konnte nicht feststellen, von wem der Titel dieses Liedes stammt; wahrscheinlich nicht von Erwin.

Fortschritt. Erwin, der um die Entstehungszeit dieses Liedes noch gar keine Anweisungen in der Kompositionslehre erhalten hatte, hat hier die Form eines vollkommen regelrechten dreiteiligen Liedes angewendet.

Auch aus der Lese des nächsten Jahres, 1911, möchte ich ein Werk anführen (Beilage 6). Das ist eine Kadenz, die Erwin zu Haydns D-Dur-Konzert (Op. 21) komponiert hat. Dazu bot sich die Gelegenheit, als er das Stück auf einem Schülerkonzert vortragen sollte. Schon beim ersten Durchblättern merkte Erwin, daß die Kadenz in der Steingräberschen Ausgabe nicht von Haydn stammen kann, und als er dann erfuhr, daß es einem jeden anheimgestellt wird, eine beliebige Kadenz anzufügen, war sein Entschluß, eine solche selbst zu schreiben, gefaßt.

Die Kadenz gründet sich auf die ersten zwei Takte des folgenden Hauptthemas des Konzertes:

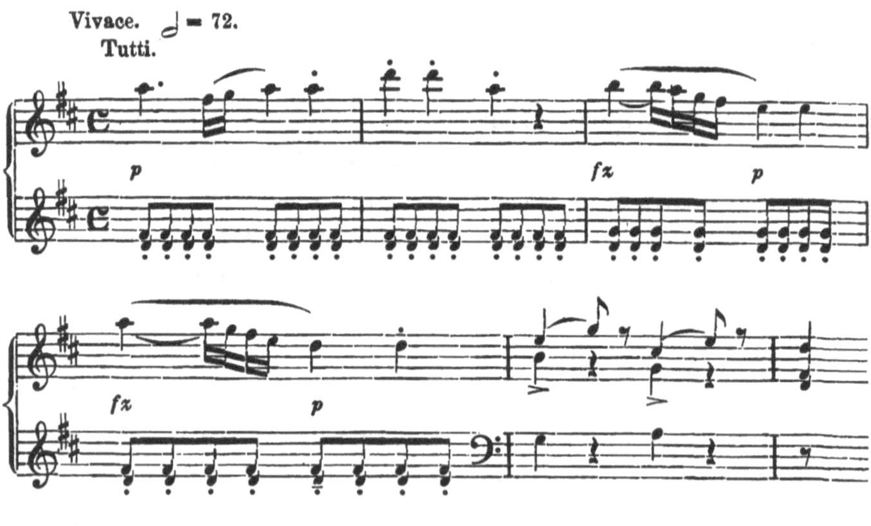

Wie wir in der Beilage sehen, stellt sich die Kadenz als eine Ausarbeitung des zweitaktigen Motives dar. Das Thema wird brillant und effektvoll variiert und virtuosenhaft behandelt. Die Ausführung zeigt eine mächtige Entwicklung in der musikalischen Ausbildung Erwins. Dieser Fortschritt ist das Ergebnis einer einige Monate dauernden

Ausbildung in der Harmonielehre.[1] Die Ausarbeitung der Kadenz beweist am schlagendsten, auf welche Irrwege man bei der Beurteilung von Jugendwerken geführt werden kann, wenn man der Unklarheit der Form und der Unreinheit des harmonischen Satzes allzugroße Bedeutung beimißt. Hier sehen wir, mit welchem geringen Aufwand von Arbeit Erwin gelernt hat, was er in seinen früheren Arbeiten noch vermissen ließ, wie richtig er jetzt schon in vielen Fällen moduliert und wie er nach und nach in das Verständnis des Kontrapunktes eindringt.

Bei diesem Werke ist noch der große Eifer, den er während des Komponierens zutage legte, erwähnenswert. Das ganze Werk ist nämlich in zwei Tagen vollständig fertig geworden.

Erwin rechnet die Kadenz nicht zu seinen gelungenen Werken, er erwähnt sie sogar niemals. Er betrachtet sie nämlich nur als eine Art von Schularbeit, denn durch das fremde Thema und durch das vorgeschriebene Ziel fühlte er sich bei der Arbeit in seiner Phantasietätigkeit gehemmt.

Die Kadenz war leider in harmonischer Hinsicht schon durchgesehen und korrigiert, als ich sie zu Gesicht bekam. Die Korrektur war — wie mir Professor Weiner versicherte — geringfügig.

Im Jahre 1912 war der Junge so sehr von seiner Ausbildung in Anspruch genommen, daß ihm für das Komponieren wenig Zeit blieb. Dennoch schrieb er außer vielen Aufgaben eine größere Anzahl von Originalstücken. Ich will aus diesen ein Scherzo herausgreifen (Beilage 7). Im Hauptsatze finden wir ein schönes, frisches Scherzothema. Der zweite Teil des Stückes bringt dasselbe Thema kontrapunktisch durchgeführt. Dann folgt ein kurzer Zwischensatz (Übergang), der in den Hauptsatz zurückführt. Ich werde hier den Hauptsatz mitteilen, besonders um zu zeigen, wie gut der Charakter des Themas den Stil des Scherzos trifft.

---

[1] Zu jener Zeit hatte Erwin den größten Teil der Harmonielehre schon durchstudiert.

Aus dem Jahre 1913 will ich drei Kompositionen mitteilen: zwei kleinere und eine größere. Alle drei sind zur Frühlingszeit entstanden.

Mit Nachdruck mache ich auf diese Stücke aufmerksam, die in jeder Hinsicht einen bedeutenden Fortschritt bekunden; sie sind vollkommener und durchsichtiger in der Form, reicher und richtiger in der Harmonisierung, durchgebildeter in der Stimmführung. Erwin ist älter geworden und besonnener, das zeigt sich unter anderem schon darin, daß er Äußerlichkeiten, Naivitäten und Banalitäten, wie etwa unmotivierte Passagen, Läufe vermeidet, wie wenn der Adel der Dichtung, das echte künstlerische Streben, das seelenlosen Schmuckwerk nicht zulassen wollte.

Unter den Werken aus dem Jahre 1913 halte ich das Thema (auch „Sehnsucht" genannt) für das edelste (Beilage 8). Trotz einer leisen Reminiszenz an Schumann finde ich es selbständig. Erwin bekundet in diesem Stücke eine so große musikalische Kultur, einen so feinen Geschmack, einen so starken Formensinn, und all das durchdrungen von solch eiserner Kraft und Männlichkeit, daß das Thema selbst einem bedeutenden Komponisten zur Ehre gereichen würde. Erwin hat durch diese Komposition im kleinen Vollkommenes geschaffen. Was er ausdrücken wollte, hat er knapp, ohne Umschweife gesagt, wir wünschten nichts zugesetzt noch weggenommen.

Man beachte die ausdrucksvolle Melodie, die in ruhigen, kühnen Schritten von der Tiefe nach der Höhe vorrückt, die mittlere Periode, die mit energischen, hart klingenden Tönen den Eindruck des Ernsthaften, Strengen erweckt, ferner den Aufschwung im vorletzten Takte dieses Teiles, und endlich die verhallenden Schlußtakte.

Durch Einfachheit, Frische, Ursprünglichkeit und formale Reinheit zeichnet sich auch das zu dieser Zeit entstandene zweite Frühlingslied aus (Beilage 9). Die Erfindung ist hier nicht so frappant wie in der Serenata, und die Behandlung kehrt nicht so unverhüllt das Meisterhafte hervor wie beim Thema; in der spielenden Leichtigkeit aber, wie das Lied als eine Idee hingehaucht ist, wird man bald wieder den Meister, und in der Herzlichkeit den Dichter auffinden. Die Melodie klingt fröhlich, frisch, atmet Frühlingsluft; und sie wird so schnell intim, daß man unwillkürlich an Wiederhall einer bekannten Melodie denkt.

Außer diesen zwei Stücken hat Erwin im Frühling 1913 noch eine Fantasie geschrieben (Beilage 10), die zwar wegen ihres großen Umfanges nicht so einheitlich ist als die beiden letzten Stücke, aber dennoch großes Interesse beanspruchen darf, vor allem die virtuosenhafte Bearbeitung des Themas und der Charakter des Stückes als Orchestralmusik.

Die Natur hat Erwin zwar mit schönen Gaben ausgerüstet, seine Kräfte sind aber noch nicht so entwickelt und seine musikalische Ausbildung ist zurzeit noch nicht so vorgeschritten, daß er auch in großem Rahmen schon etwas wirklich künstlerisches zu schaffen imstande wäre. Ein groß angelegtes Werk wird also einen rhapsodischen Charakter annehmen, in seinem Verlaufe uneinheitlich erscheinen.

Der Form nach besteht die Fantasie aus 7 Teilen und aus einer Koda. Das Hauptmotiv tritt in den ersten zwei Takten des Hauptsatzes ruhig, ernst, pathetisch auf und stellt den Grundcharakter des ganzen Stückes fest. Es ist nicht ausgeschlossen, daß das Motiv dem Finale der C-Moll-Sonate von Beethoven (Op. 10, Nr. 1) entlehnt ist; bei Erwin scheinen die ersten 4 Takte des Beethovenschen Themas in geändertem Rhythmus, in anderer Taktart und in anderem Zeitmaß aufzutreten. Indessen ist die Durchführung des Motivs gänzlich anders als bei Beethoven, und sein Charakter ist so grundverschieden, daß Erwin das Thema wahrscheinlich unabhängig von Beethoven gefunden hat. — Der zweite, an eine Durchführung erinnernde, dem Hauptsatze innig verwandte Satz treibt mit Kraft und mit starker Bewegung vorwärts, was durch die schwungvolle, jedoch etwas schablonenhafte Bewegung des Basses verstärkt werden soll. In einem Arpeggio läuft endlich die Steigerung aus. — Nun setzt ein kurzes Motiv ein, das sich aber sofort als die Überleitung zu einem neuen Thema erkennen läßt. Dieses Thema hilft dem Hauptmotiv zwar zu neuem Leben, kann ihm aber keine genügende Tiefe geben. Das Hauptmotiv tritt sowohl in diesem Teile wie in den folgenden in verschiedener Form mehrmals auf, wird aber thematisch nicht ausgeführt. Der ganze mittlere Teil, vom 32. bis zum 79. Takt, macht die Komposition des Stückes undurchsichtig und stört das Gleichgewicht. Von unserem Standpunkte aus ist aber dieser mittlere Teil doch von Interesse, denn er zeigt, mit welchem Geschick und welcher Sicherheit Erwin die technischen Mittel, die er sich während des letzten Jahres besonders durch die Einführung in die Harmonielehre angeeignet hat, in weiterem Maße anzuwenden weiß. Die Wiederholung des Hauptsatzes im Schlußsatze ist vielleicht das musikalisch interessanteste. Es atmet Sturm und Leidenschaft; nirgends hat Erwin die Schallkraft in dieser Weise bis zur äußersten Höhe getrieben wie hier. Seine Absicht war hierbei, den Hauptsatz virtuosenhaft zu wiederholen und darum ließ er mit der Steigerung bis zum Schluß nicht nach, er wollte den Gipfel der Erhebung erklimmen, wozu ihm der energische Baß, der zum weiten Baßgange wuchs, den ganzen Satz bis zum *ff* steigernd, in hohem Maße mithelfen mußte.

Unter seinen in allerletzter Zeit entstandenen Kompositionen befinden sich drei bemerkenswerte Stücke, und zwar eine Fantasie in Des-dur, eine in Fis-moll und ein Stück, das „Klagende Töne" betitelt ist.

Von diesen Kompositionen ist die letztere die interessanteste und verdient am meisten gewürdigt zu werden. Das Stück besteht aus drei Teilen, die zwar organisch nicht zusammenhängen, aber der alle durchziehende wehmütige Charakter verbindet sie mit zarten Fäden. Ich will hier nur das erste Thema mitteilen, wo Invention, Stil, Harmonisation, kurz, das heutige künstlerische Niveau des Kindes am deutlichsten zum Ausdruck kommt (Beilage 11). Bekanntlich ist das Motiv b—a—c—h schon von Bach einer berühmten Fuge in der „Kunst der Fuge“ zu Grunde gelegt worden, später auch von Schumann und von Liszt angewendet worden. Ob Erwins Erfindung unter dem Einflusse dieser Kompositionen gestanden hat, lasse ich dahingestellt. Das dritte, an Chopin erinnernde Thema habe ich schon auf S. 101 gebracht.

Die beiden Fantasien sind virtuosenhaft bearbeitet. Wir schätzen hier wie bei Erwins früheren Kompositionen die schöne Melodik, die reiche Erfindungsgabe, den Geschmack, den männlichen, offenen Charakter des Kindes. Alle Themen sind markant, einfach, kurz, selten verfließend. Und wenn an ihnen auch gewisse fremde Einflüsse bemerkbar sind, wie z. B. im ersten Thema der Des-Dur-Fantasie, müssen sie doch als selbständige Schöpfungen eines innigen poetischen Geistes angesehen werden. Da sie mir aber weder für die musikalische Begabung, noch für die Entwicklung Erwins besonders charakteristisch dünken, habe ich von ihrer Veröffentlichung abgesehen.

Nach Empfang der Korrekturbögen habe noch von Erwin ein Klavierstück in Sonatenform zugesandt bekommen, das er im Frühjahr 1914 komponiert hatte. Da ich das Stück für seine kompositorische Entwicklung besonders bezeichnend finde und es mir zugleich als der vollkommenste Ausdruck seiner bis jetzt erreichten Höhe erscheint, habe ich den bestgelungenen Teil, das Adagio, als Beilage 12 aufgenommen. — Damit denke ich die Stufen seiner schöpferischen Tätigkeit bis zum Ende seines 11. Lebensjahres gegeben zu haben.

12. Erwins kompositorischer Entwicklungsgang, dargestellt in seinen Arbeiten.

Beilage 1

Trauermarsch. (Für Cello und Klavier.)

Komponiert im Alter von 7 Jahren. (Sommer, 1909.)

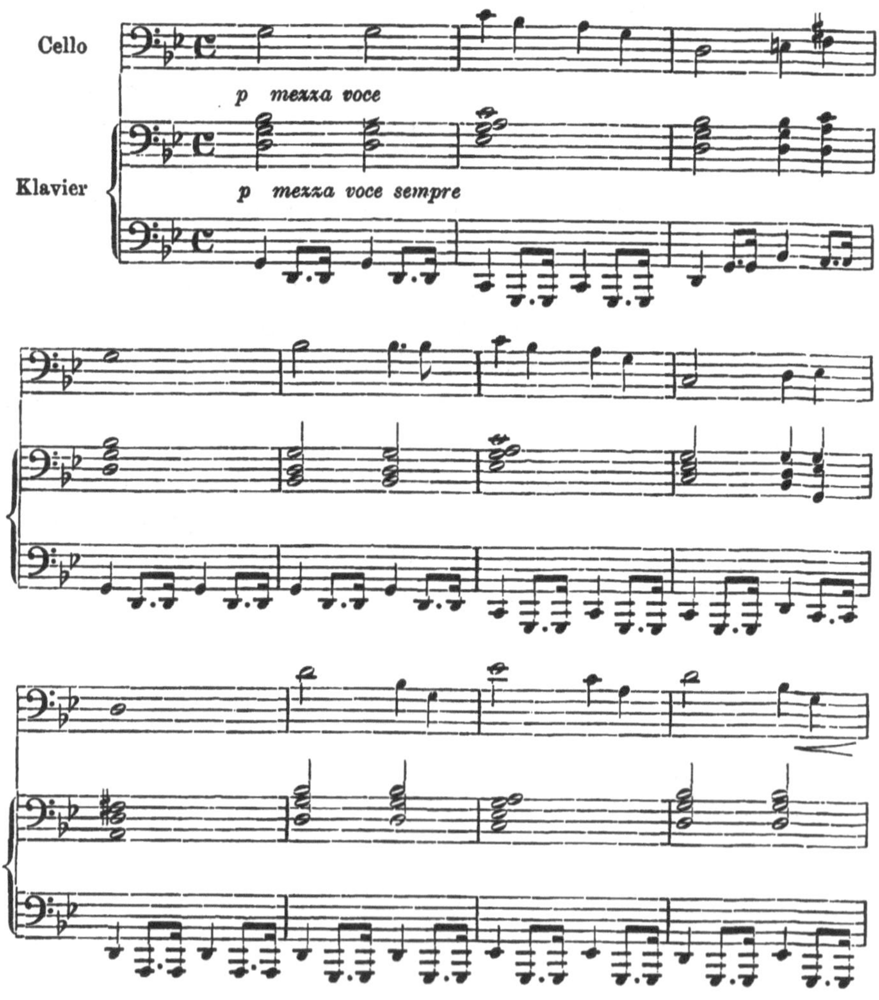

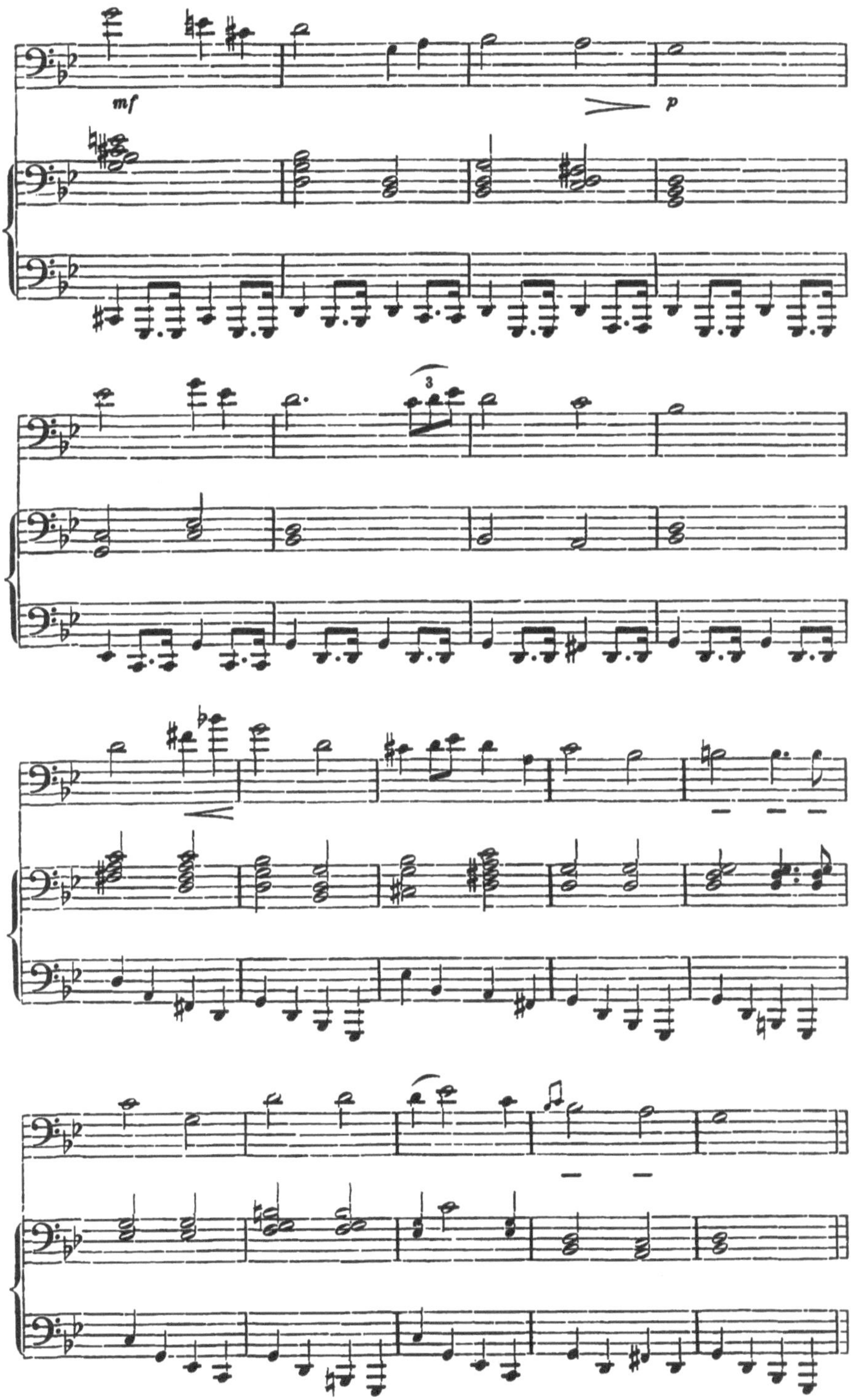
mf
p

Beilage 2

Serenata.

Komponiert im Alter von 7 Jahren. (September, 1909.)

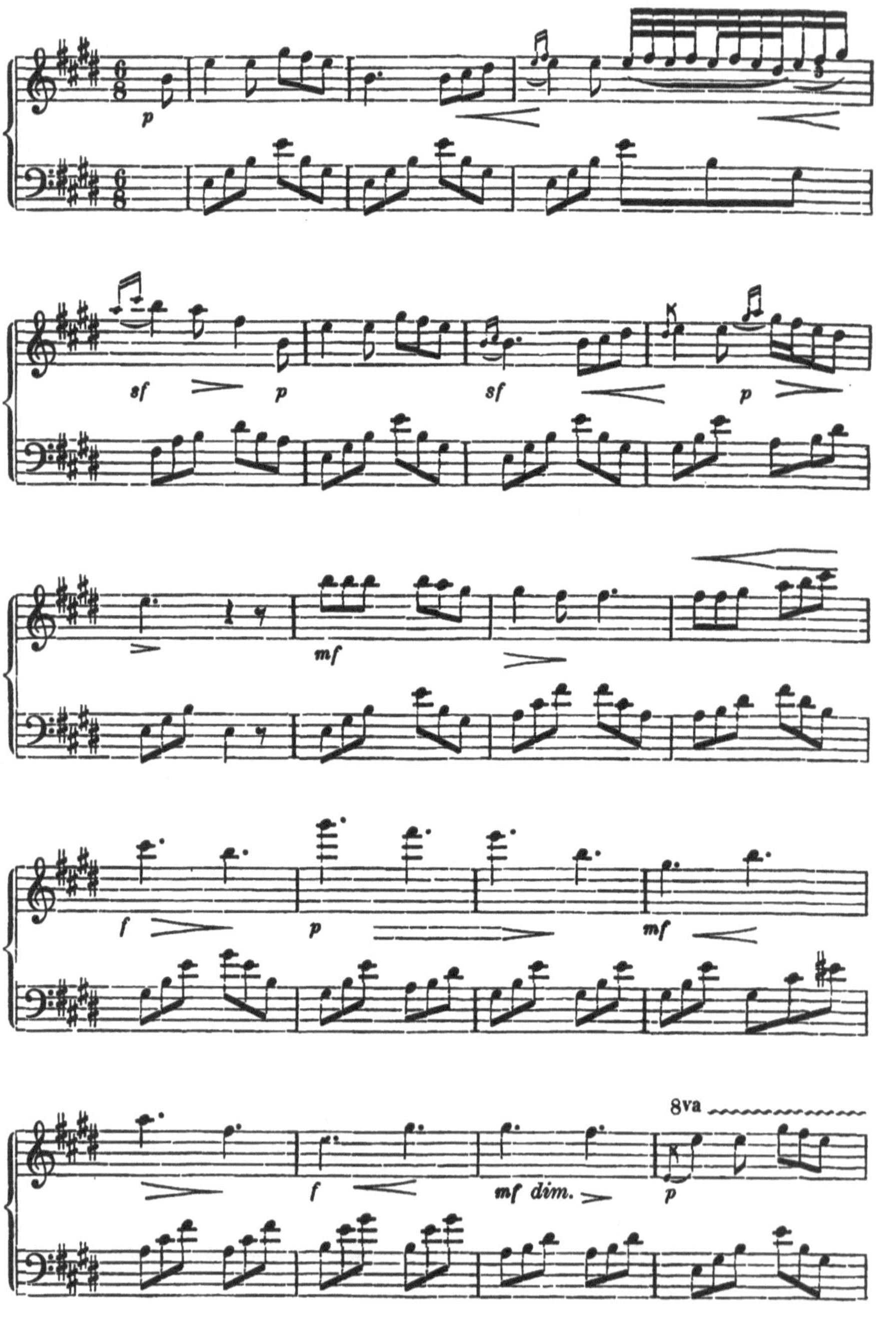

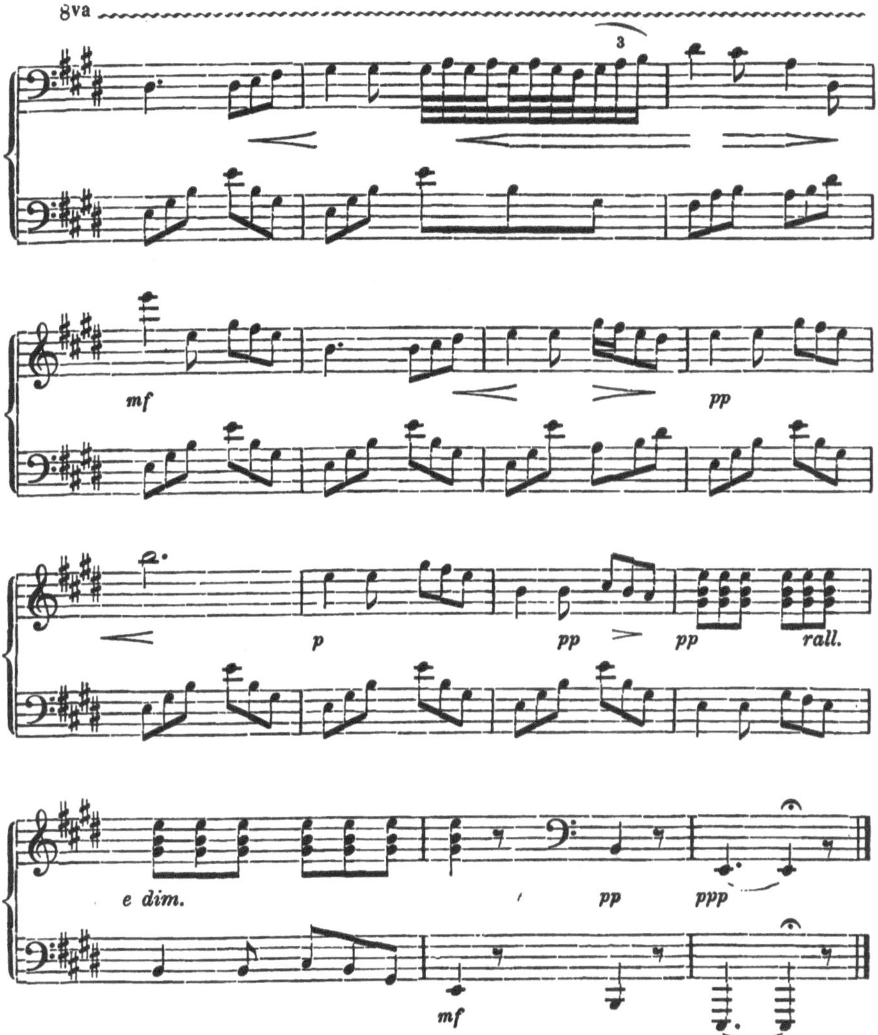

Beilage 3

Lied in der Nacht.

Komponiert im Alter von 7 Jahren. (Oktober, 1909.)

Sehr langsam.

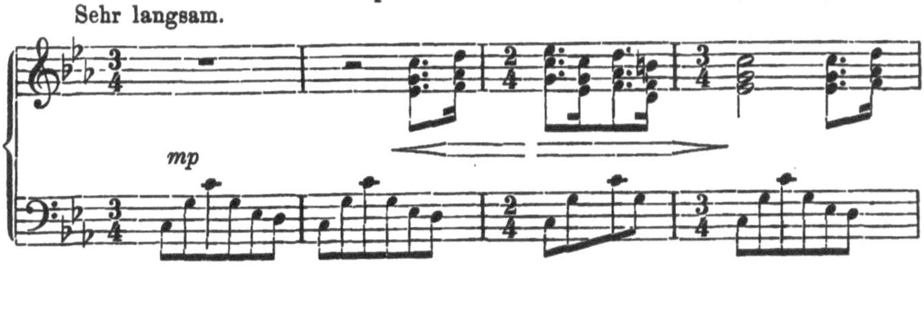

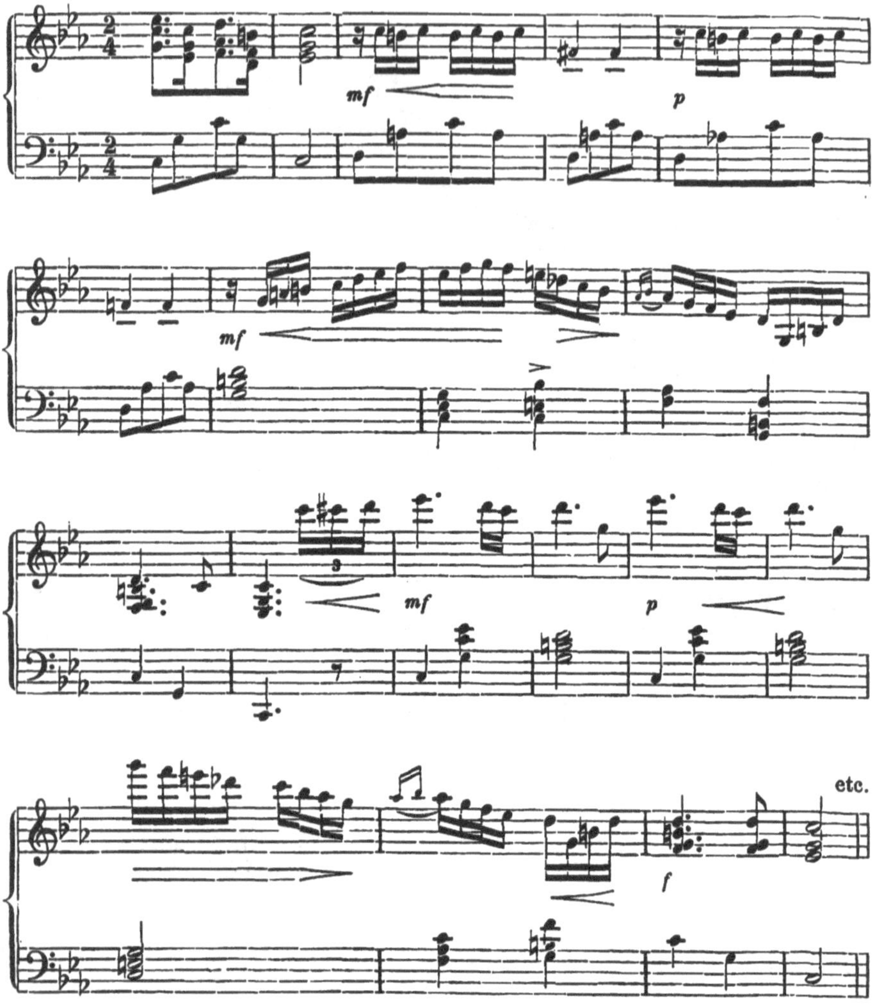

Beilage 4

Variationen über ein Originalthema.

Komponiert im Alter von 8 Jahren. (11. August, 1910.)

Thema.

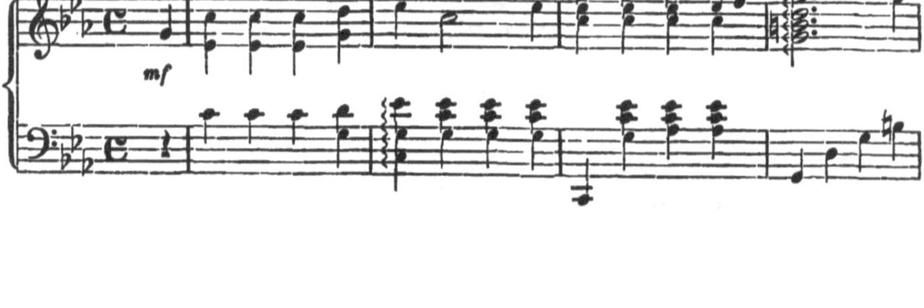

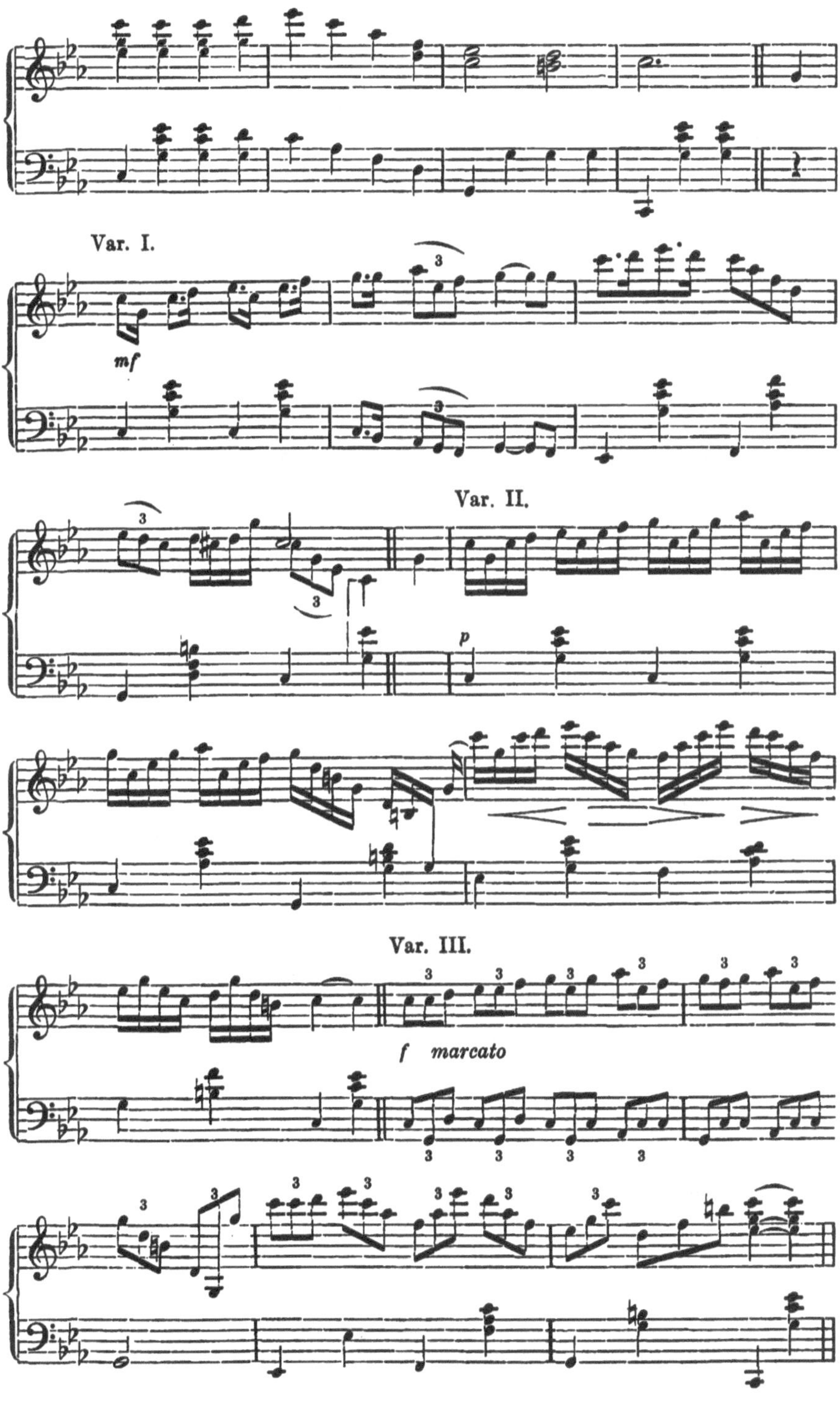
Var. I.
mf
Var. II.
p
Var. III.
f marcato

Beilage 5 **Frühlingslied.**

Komponiert im Alter von 8 Jahren. (November, 1910.)

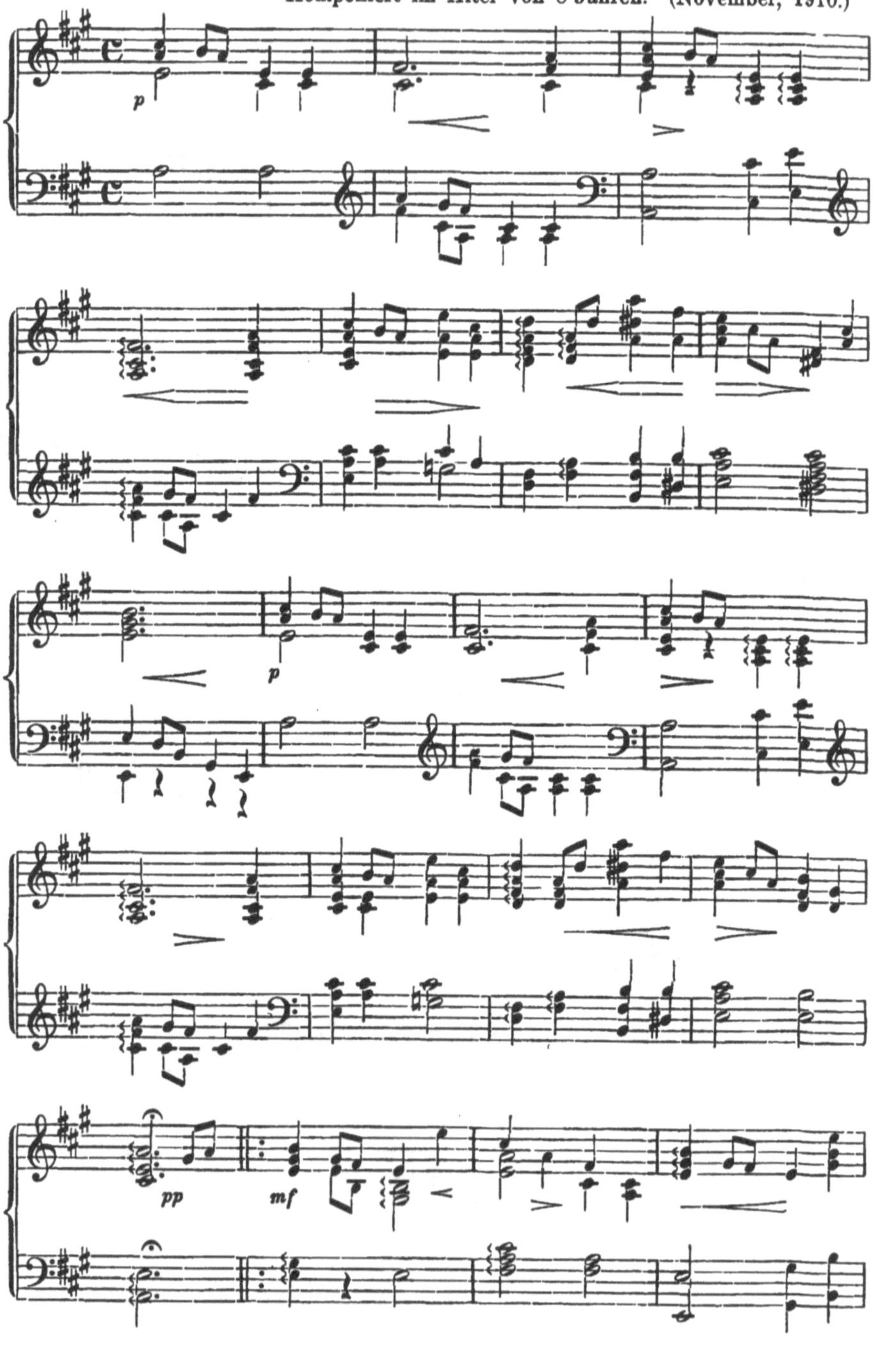

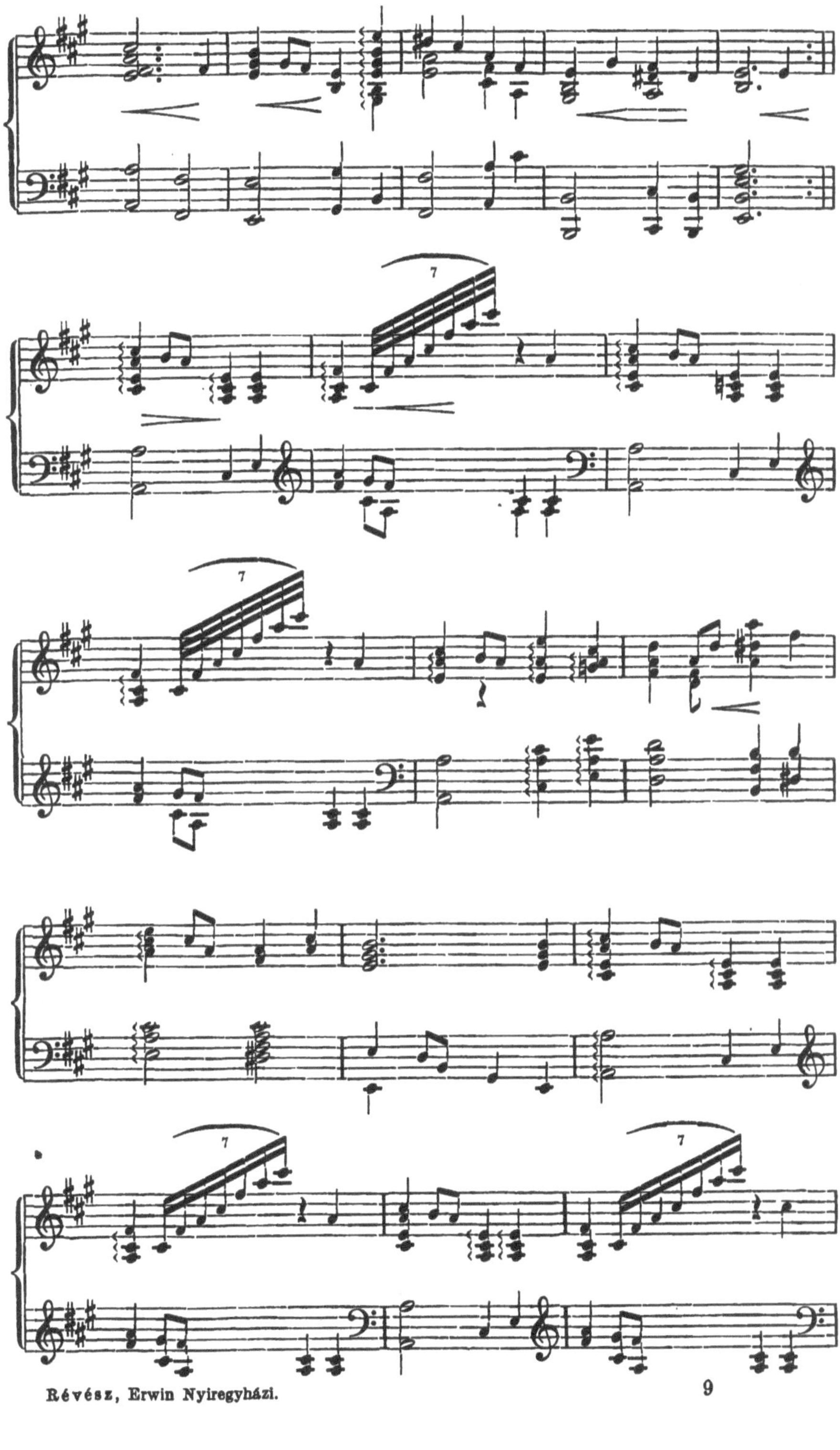
7
7
7
7

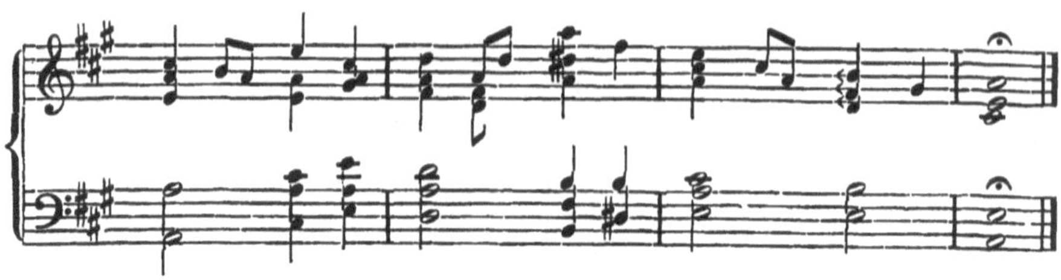

Beilage 6

Kadenz zum Klavierkonzert D-dur.

Von J. Haydn (op. 21).

Komponiert im Alter von 9 Jahren. (Oktober, 1911.)

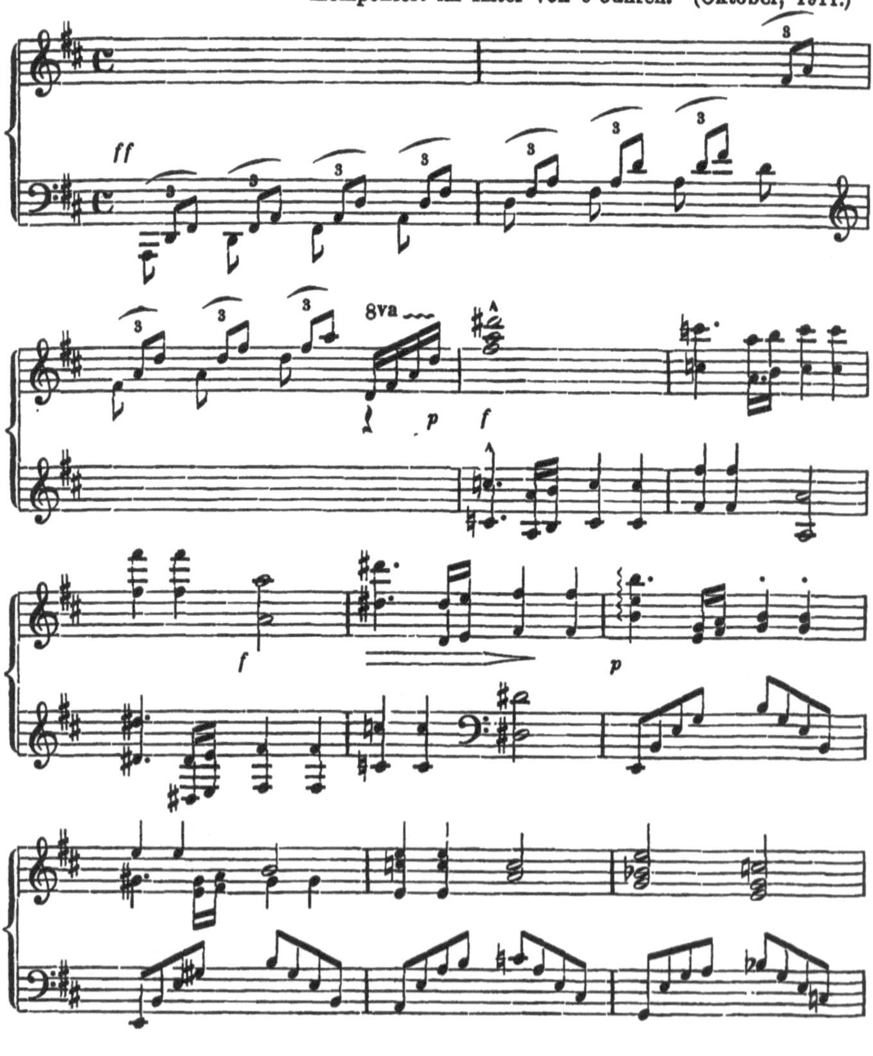

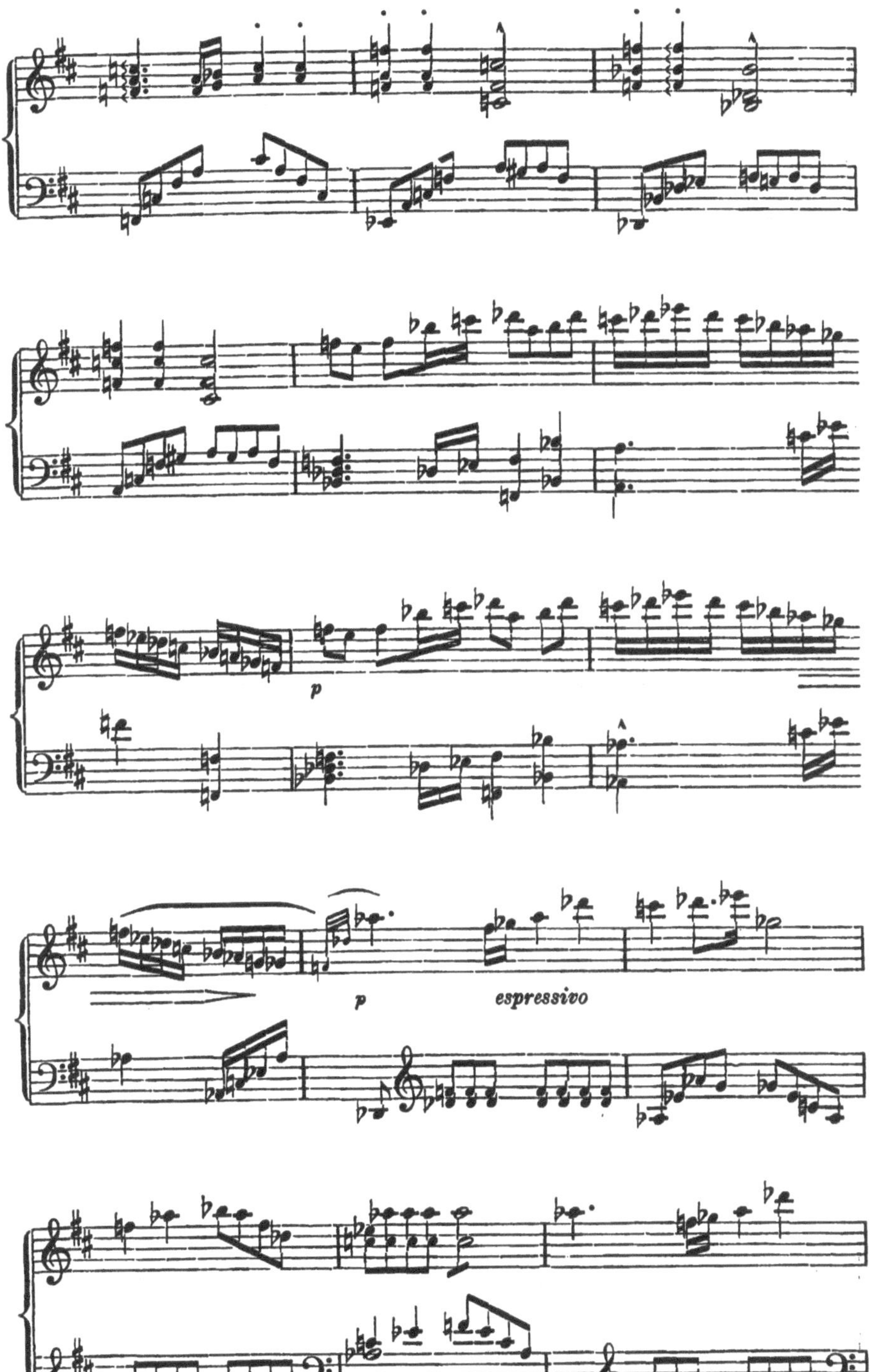
p
p
espressivo

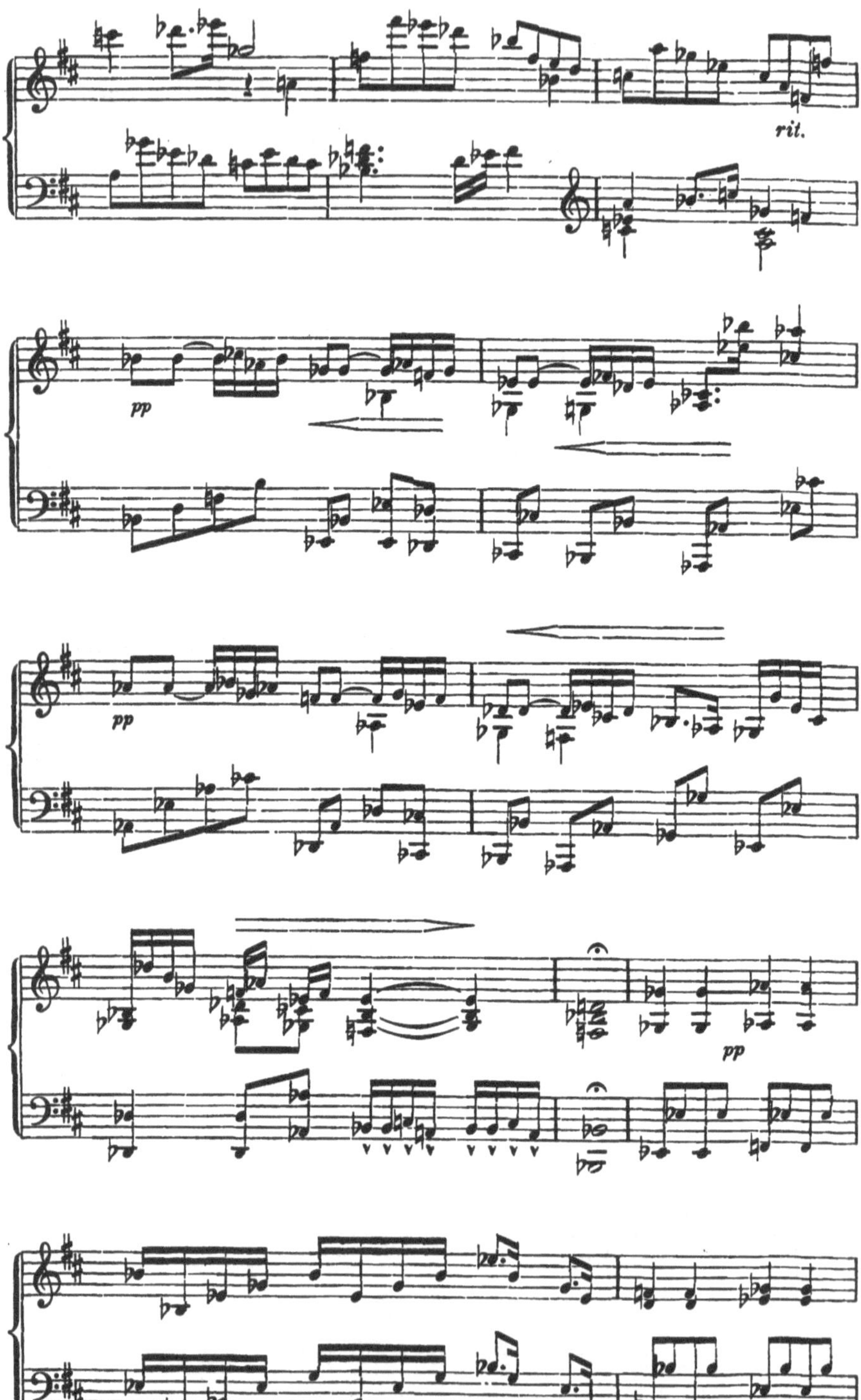
rit.
pp
pp
pp

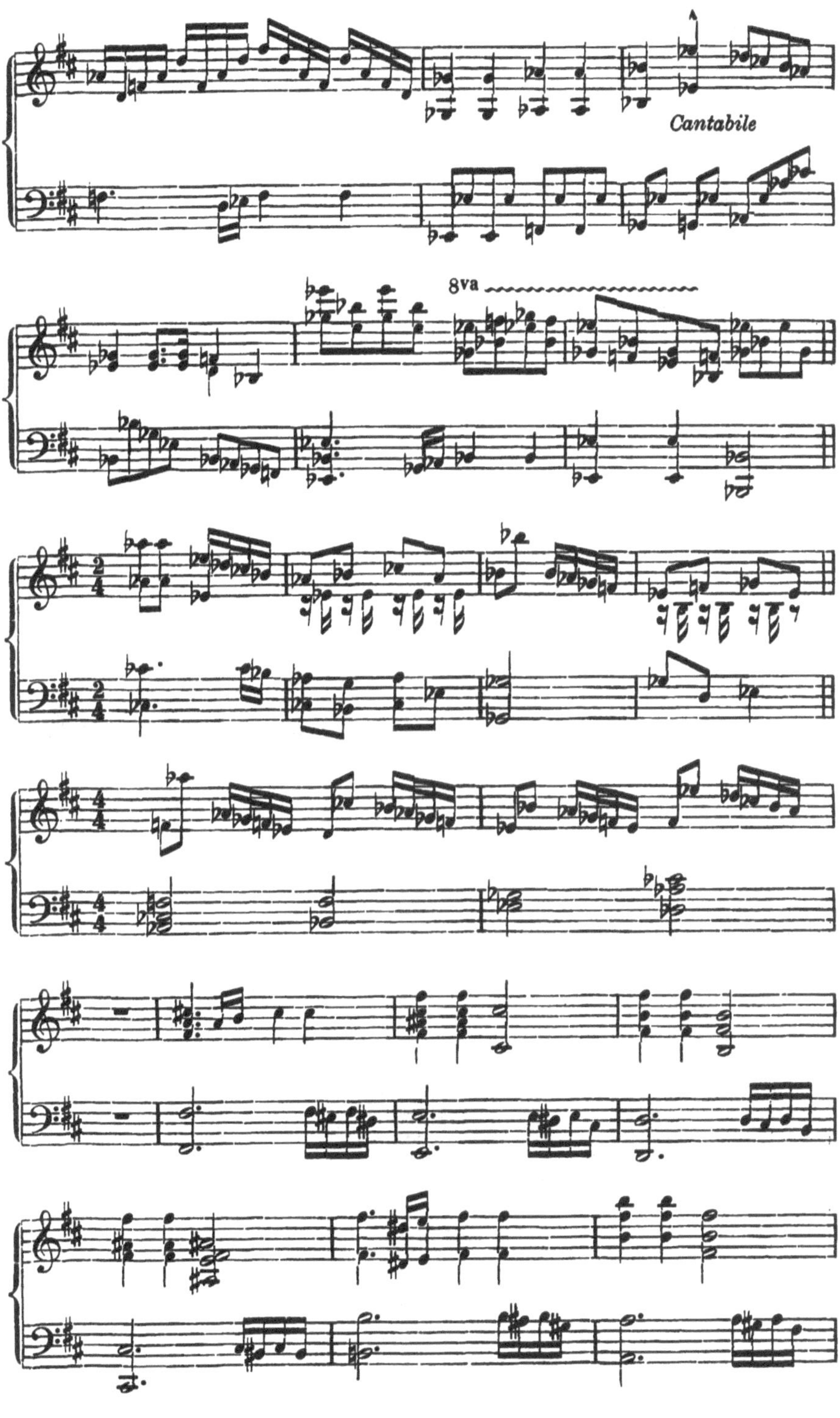
Cantabile
8va

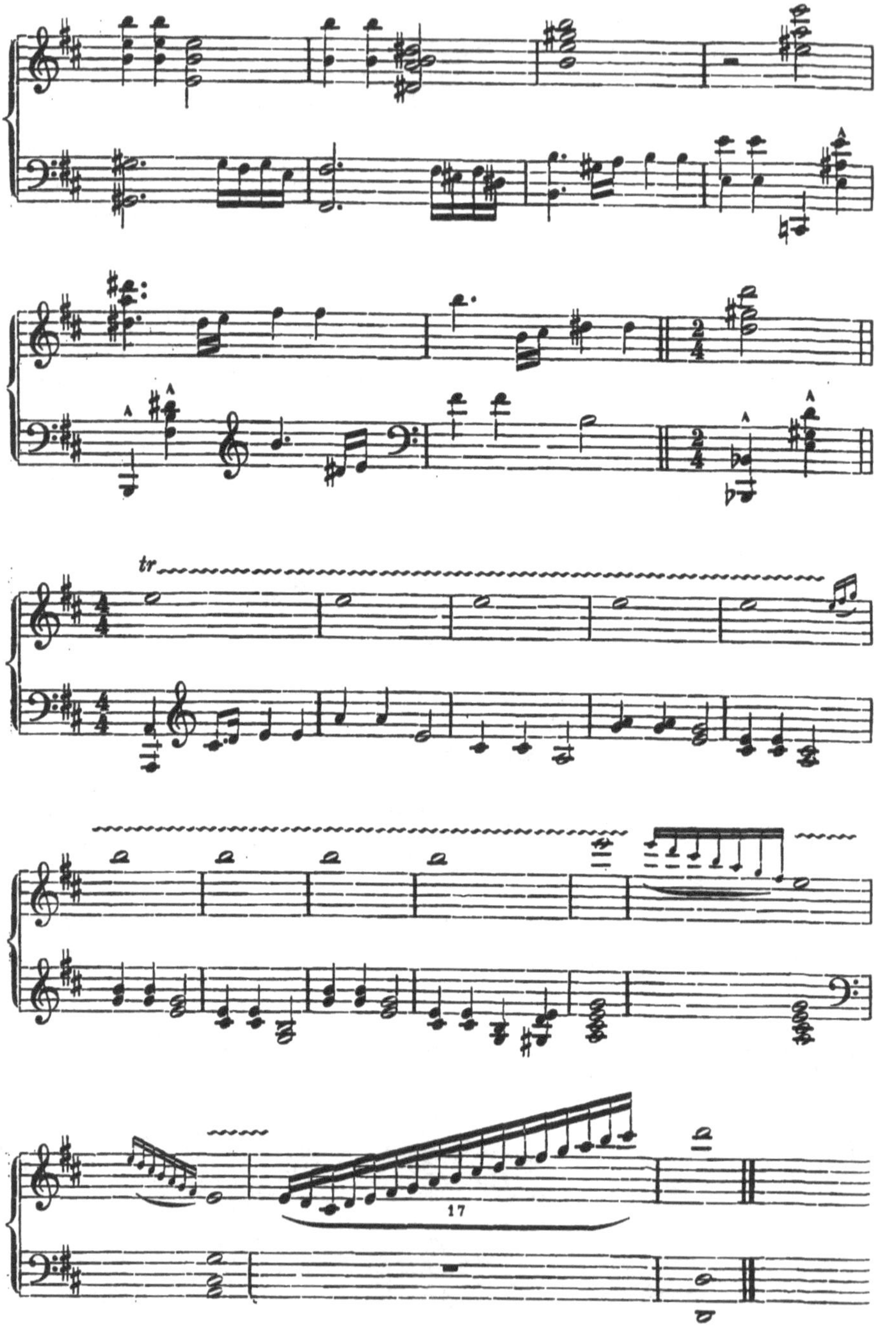
tr
17

Beilage 7 **Scherzo.**

Komponiert im Alter von 9 Jahren. (November, 1912.)

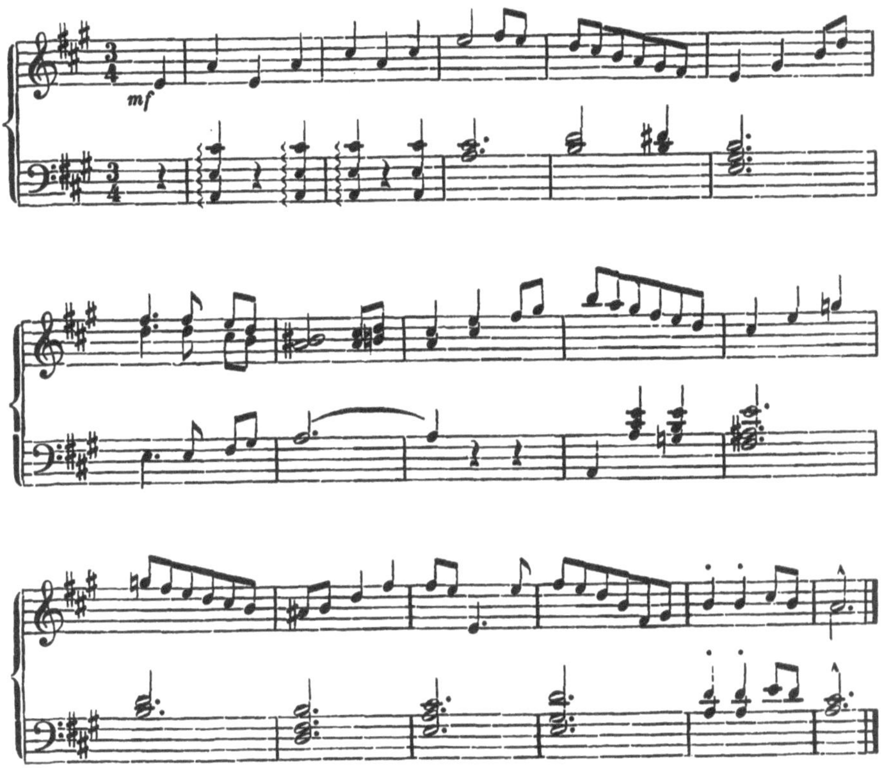

Beilage 8 **Thema (Sehnsucht).**

Komponiert im Alter von 11 Jahren. (April, 1913.)

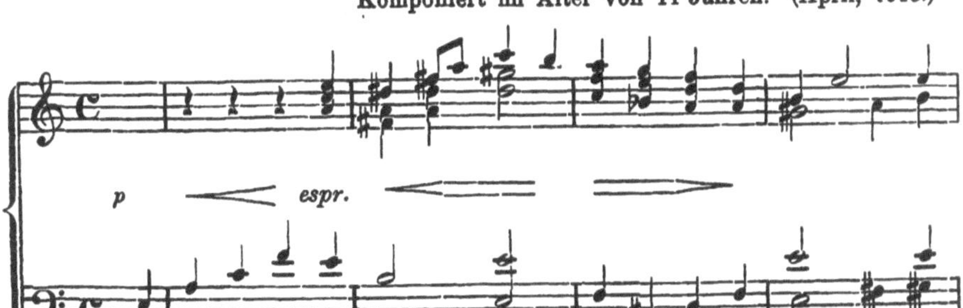

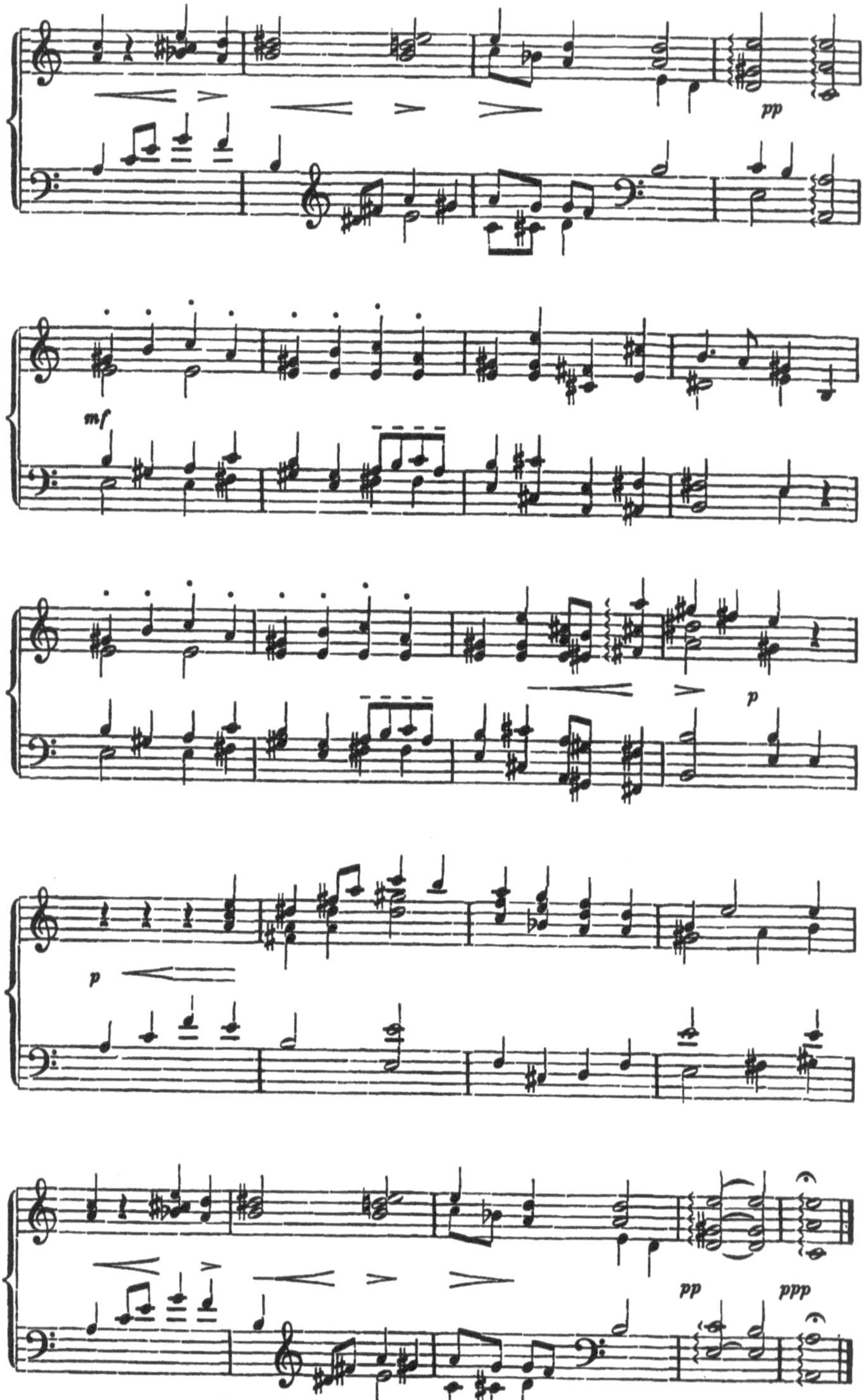
pp
mf
p
p
pp
ppp

Beilage 9

Frühlingslied.

Moderato. Komponiert im Alter von 11 Jahren. (April, 1913.)

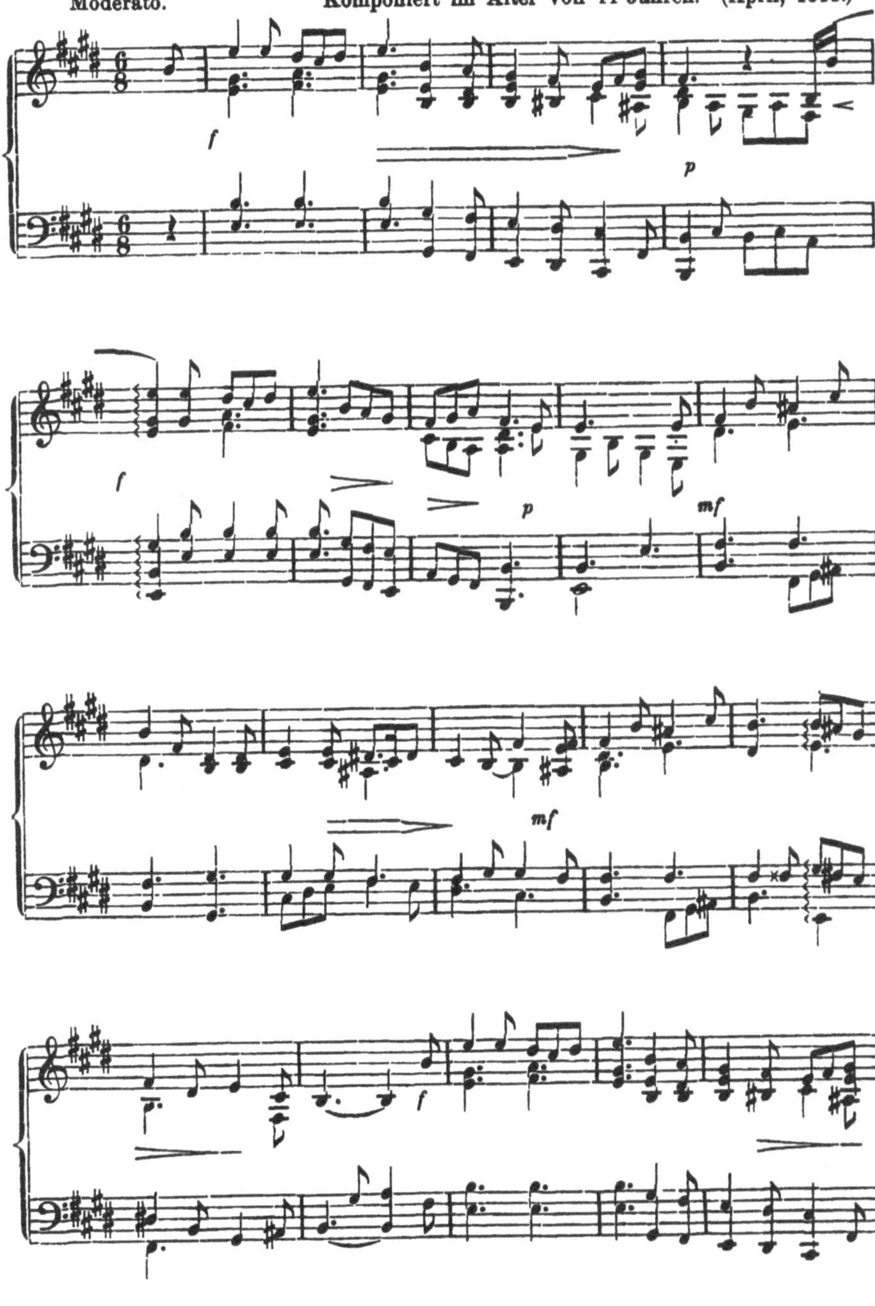

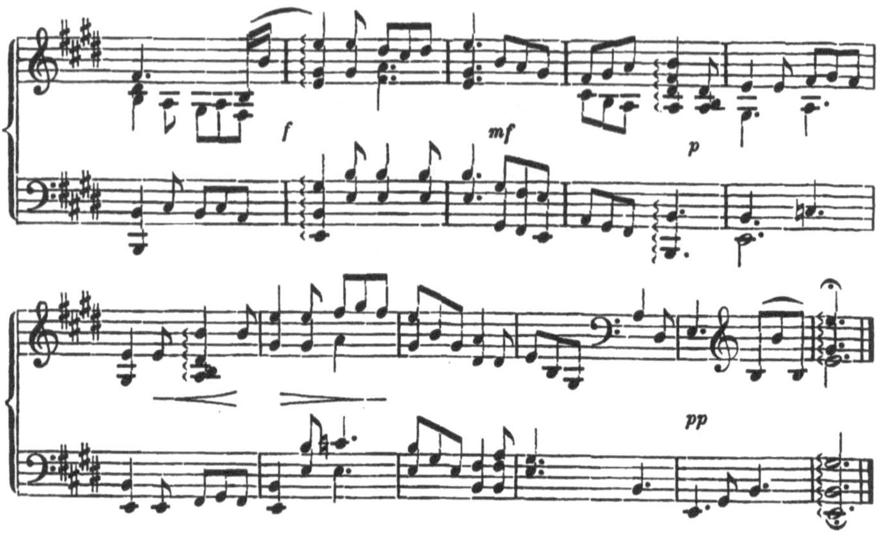

Beilage 10

Fantasia.

Moderato. Komponiert im Alter von 11 Jahren. (Mai, 1913.)

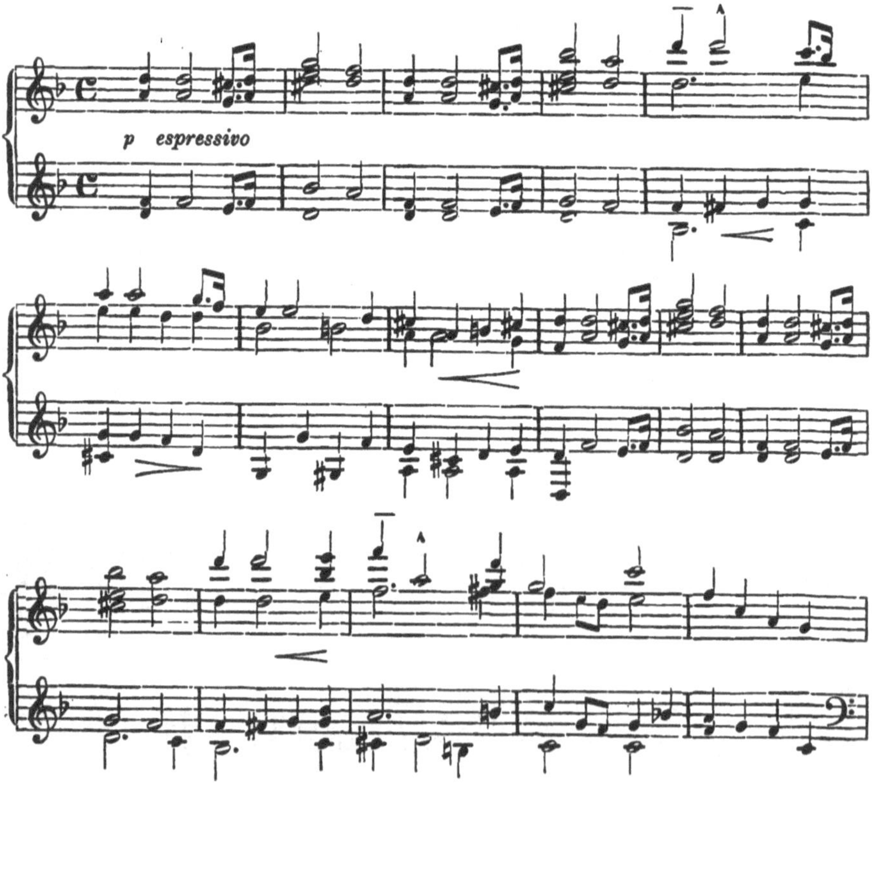

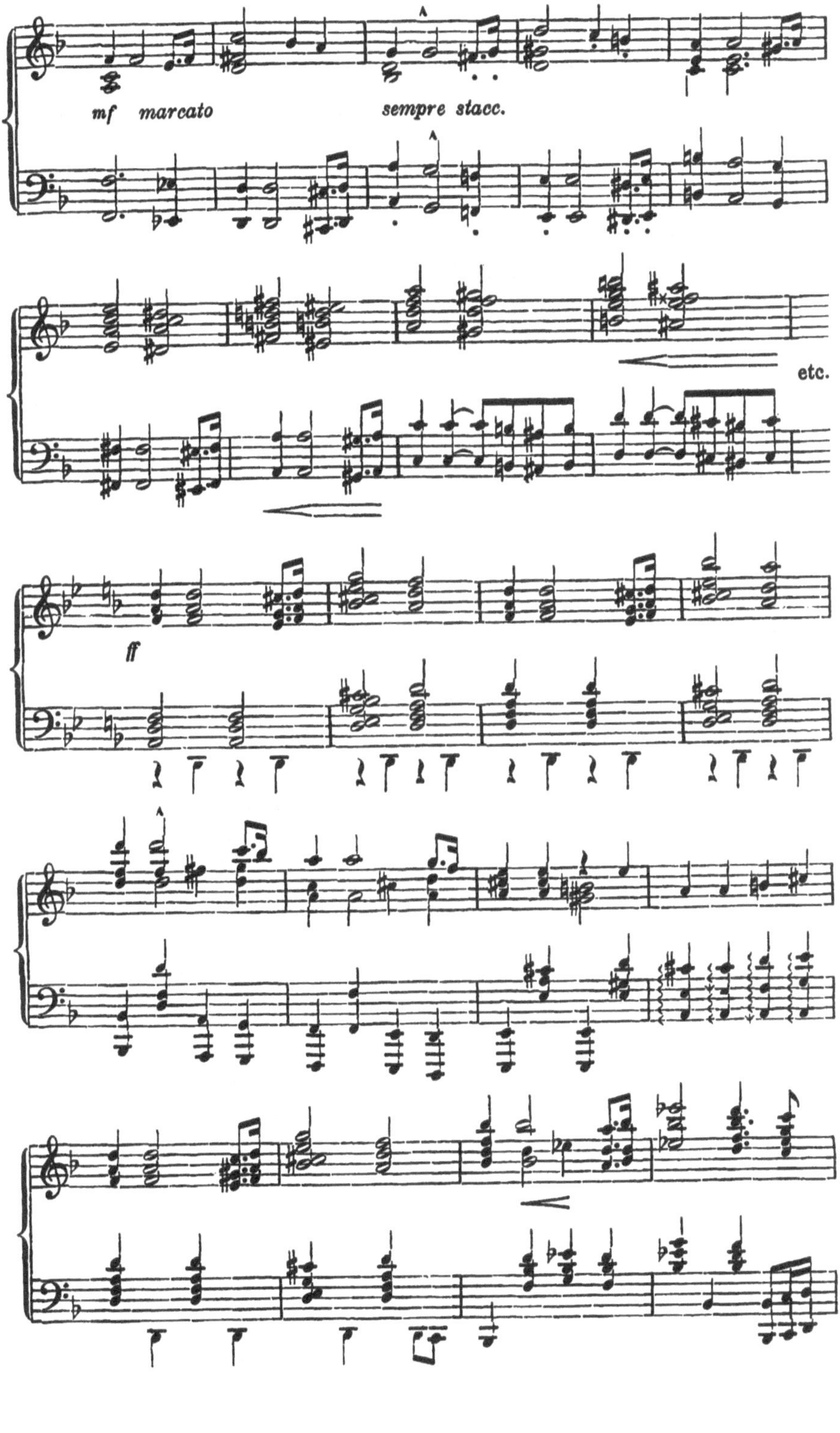
mf marcato
sempre stacc.
etc.
ff

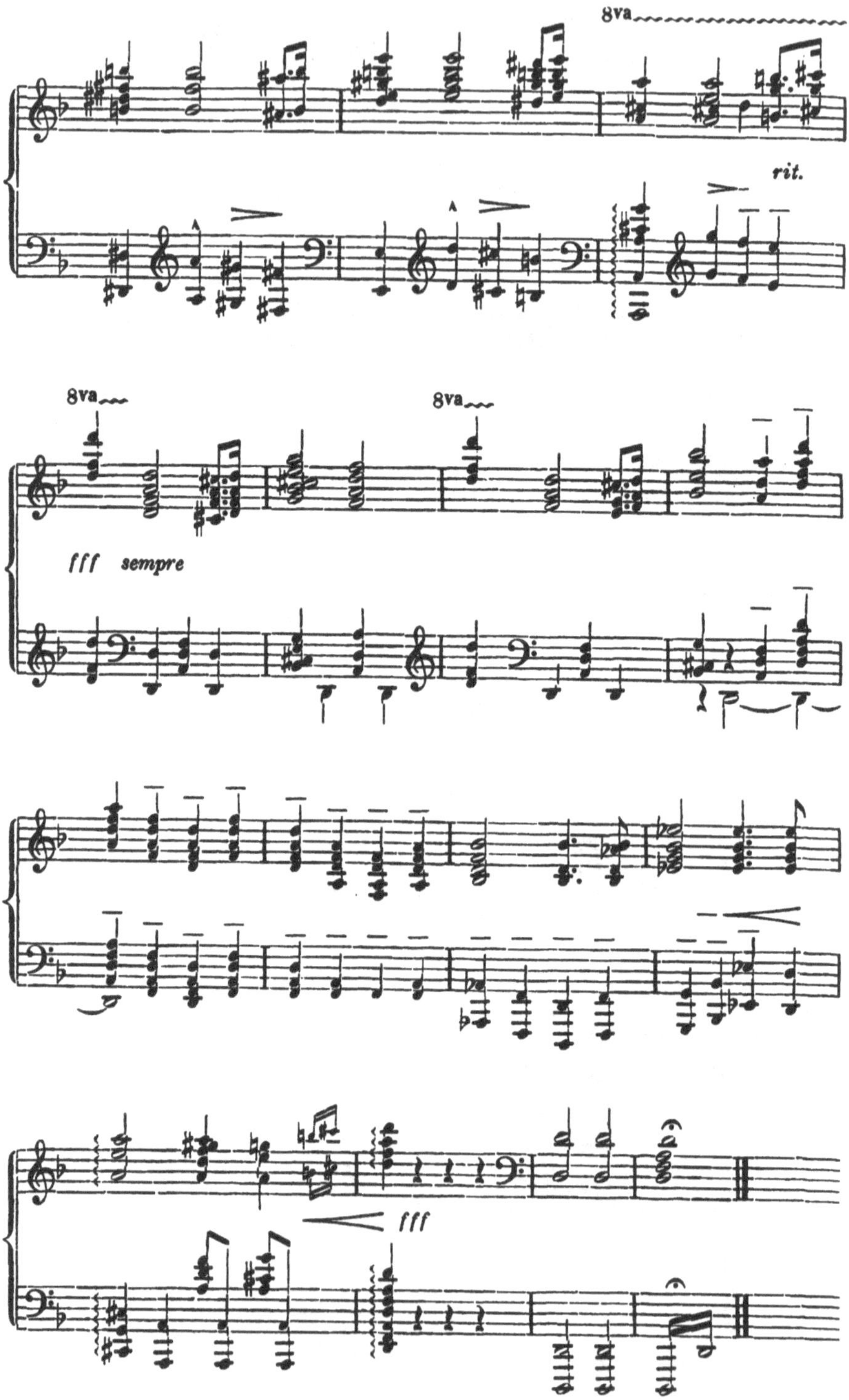
8va
rit.
8va
8va
fff sempre
fff

Beilage 11

Klagende Töne.

Piu lento. Komponiert im Alter von 11 Jahren. (September, 1913.)

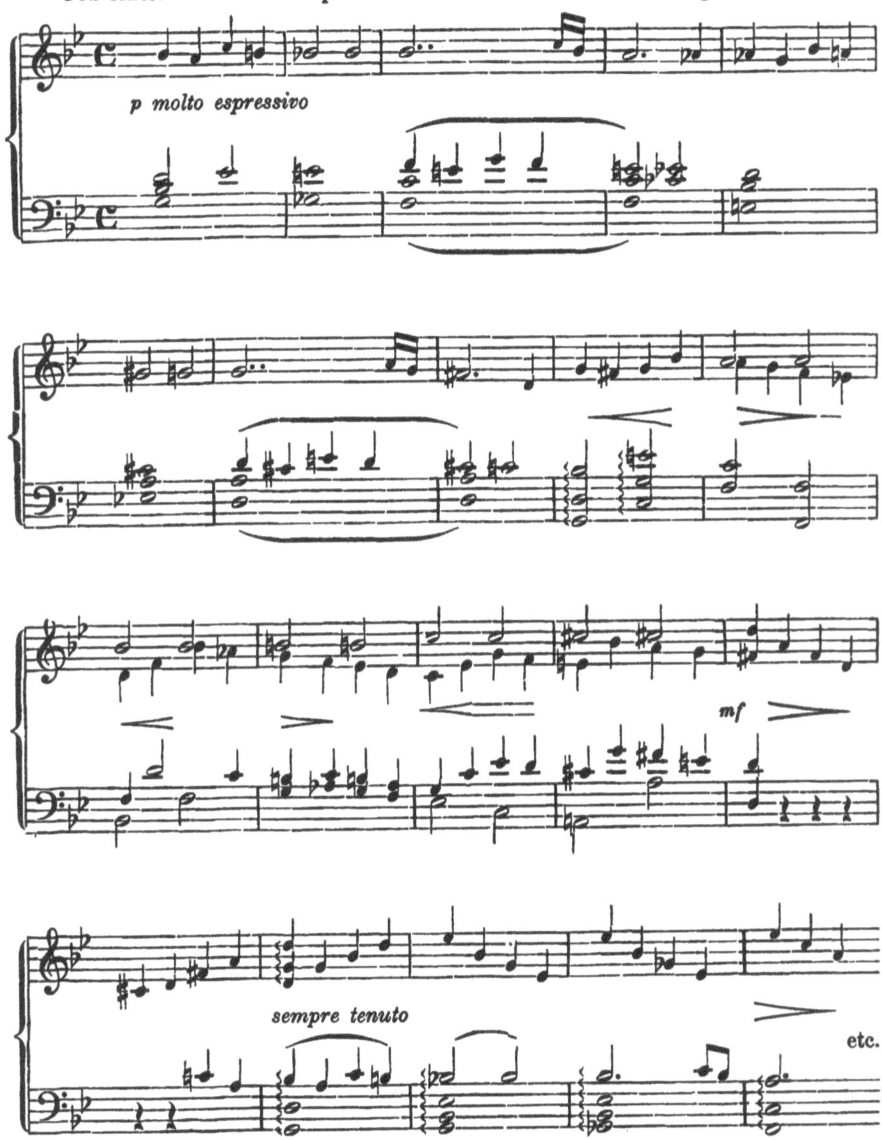

Beilage 12

Adagio aus einer Sonate dramatique.

Komponiert im Alter von 12 Jahren (April, 1914).

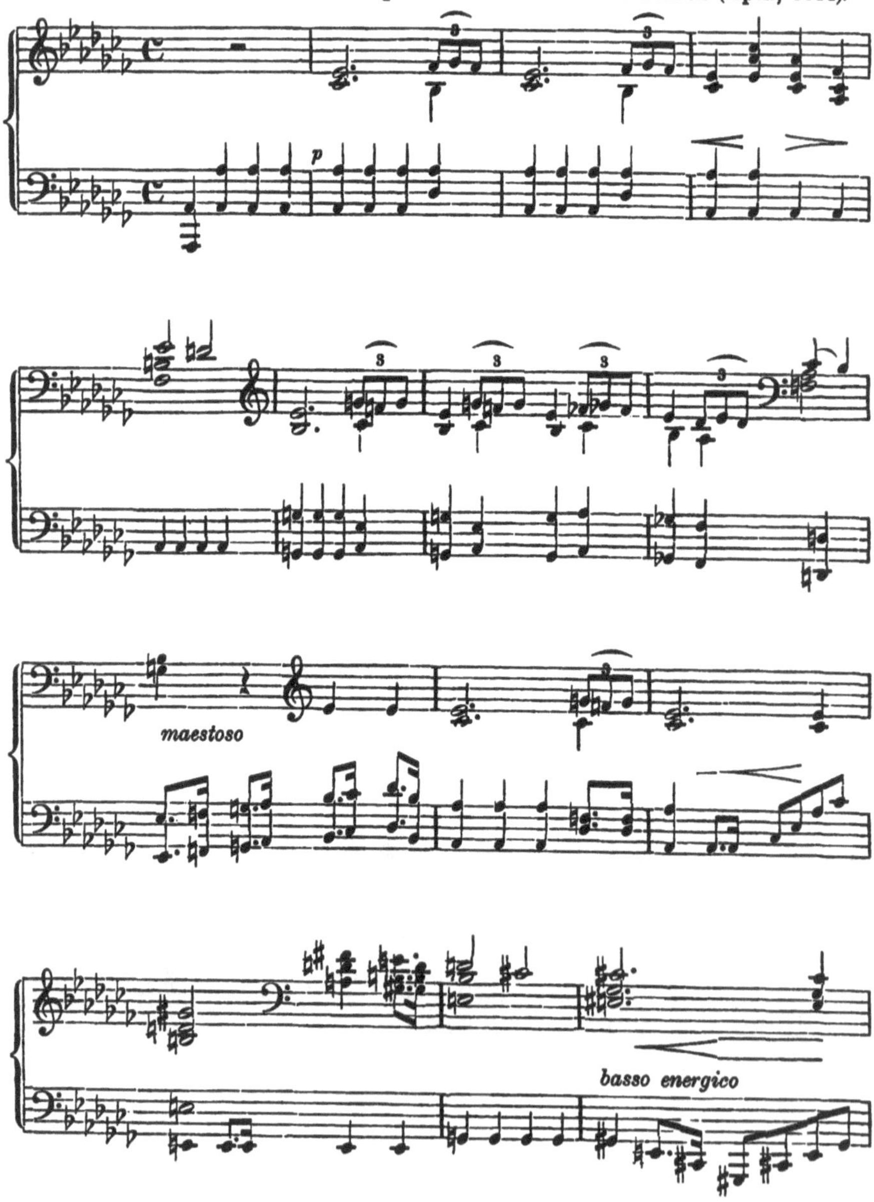

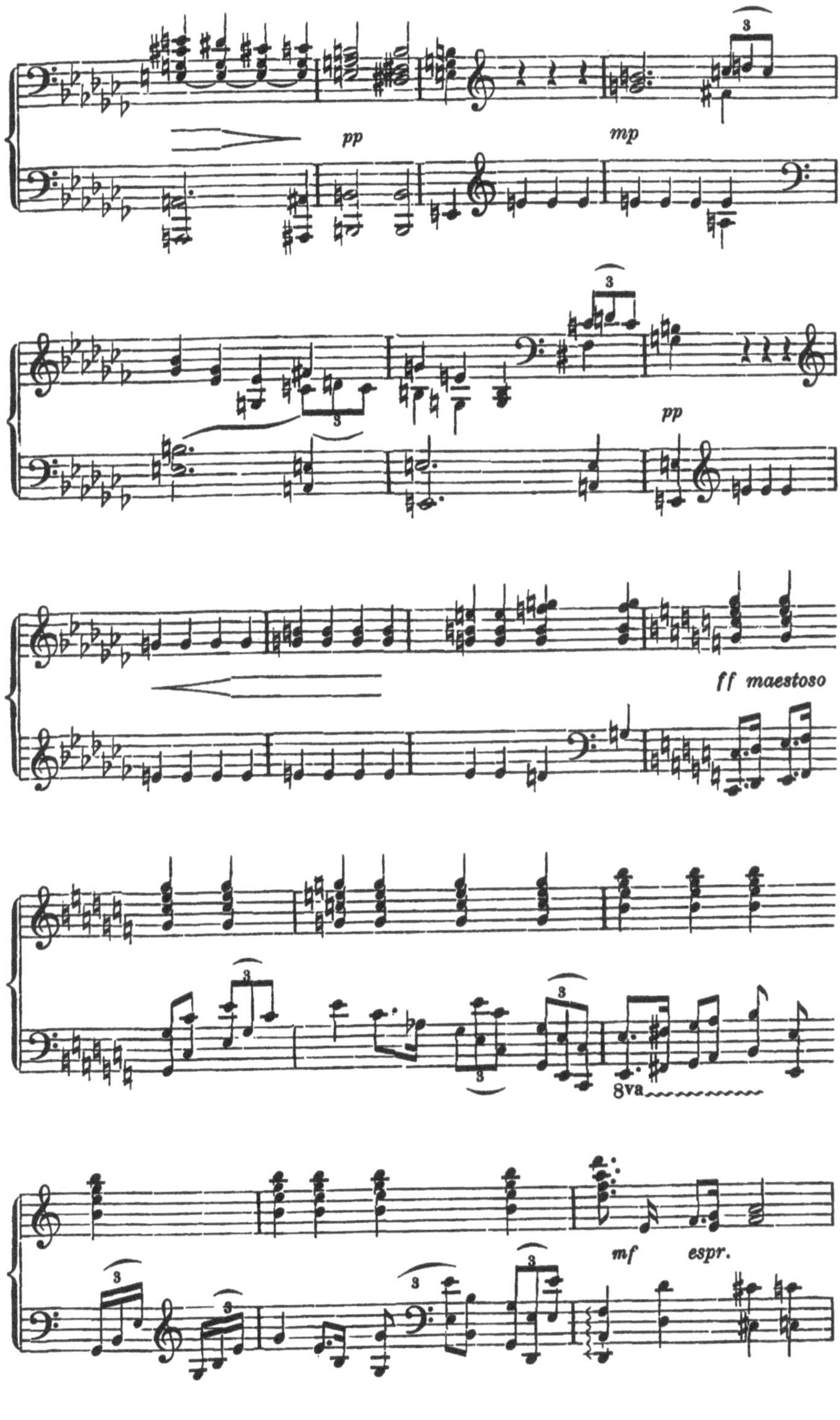
pp
mp
pp
ff maestoso
8va
mf
espr.

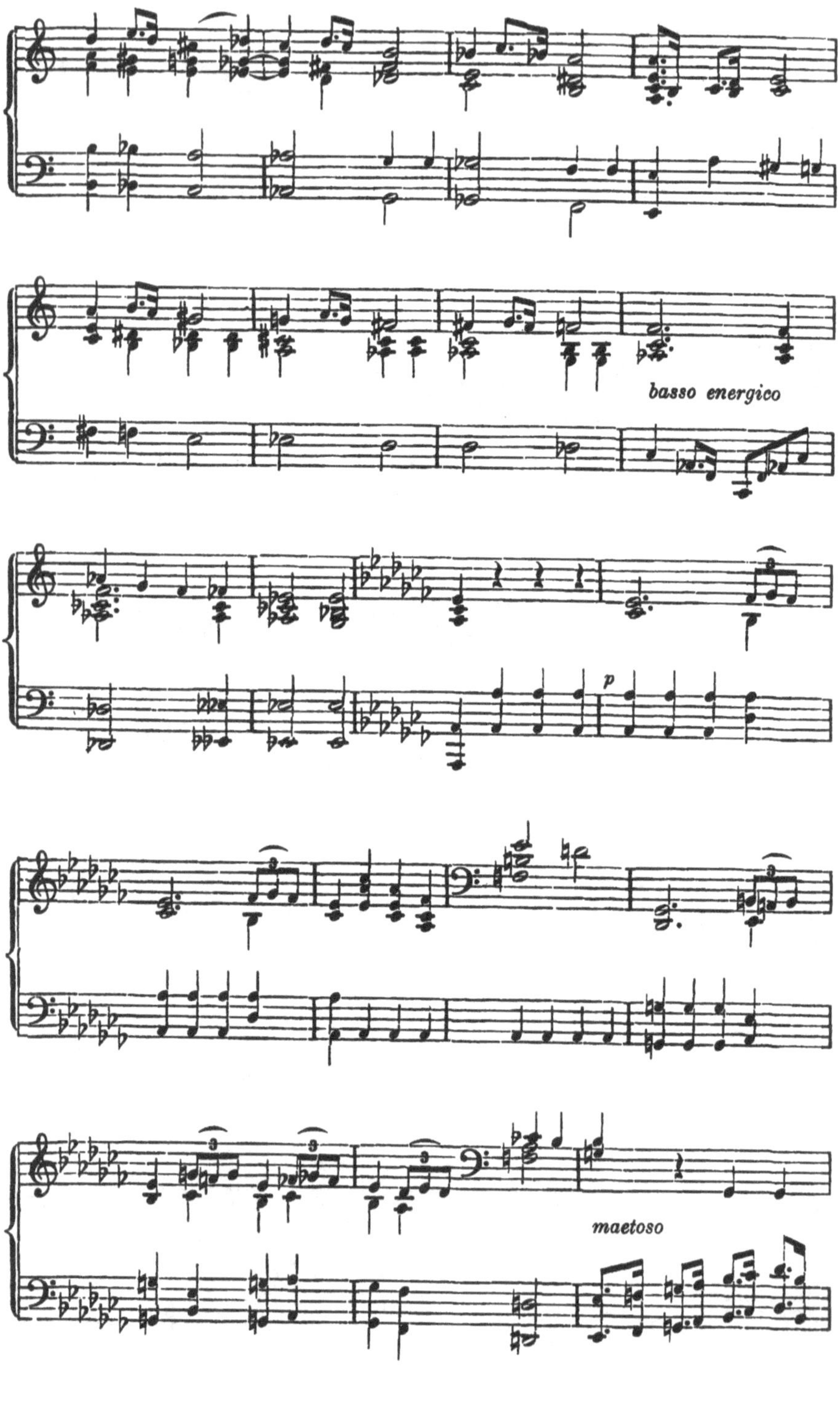
basso energico
p
maetoso

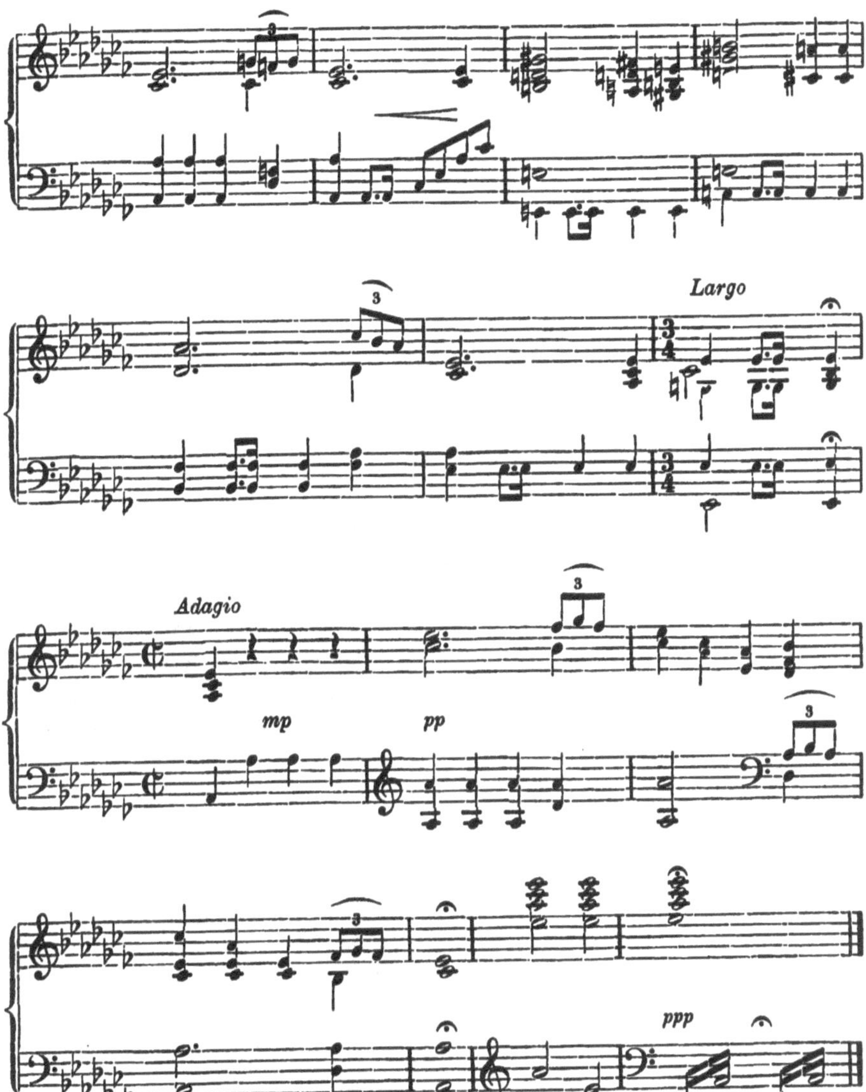
Largo
Adagio
mp
pp
ppp

Namen- und Sachregister.

MIX
Papier | Fördert gute Waldnutzung
FSC® C083411

Zeitfracht Medien GmbH
Ferdinand-Jühlke-Straße 7
99095 Erfurt, Deutschland
produktsicherheit@kolibri360.de